A WORKOUT A DAY KEEPS THE DOCTOR AWAY

大夫訓練 II

確立強壯人生的
訓練指引

骨科醫師
吳肇基 著

目次
TABLE OF CONTENTS

第 1 章
認識有氧訓練

第 2 章

認識阻力訓練

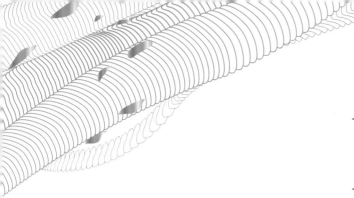

第 3 章
慢性疾病和運動訓練的關連

第 4 章

阻力訓練越早開始越好

淺顯易懂、架構完整且條理清楚的百科全書

——王清景

「壺鈴僻靜營」主辦人·臉書粉專「My way of life」

如果你對科學化訓練或肌少症、骨質疏鬆症以及預防各種慢性疾病和增加生活品質等相關問題有興趣，或者是已經有迫切需要的話，那麼吳肇基醫師撰寫的《大夫訓練》系列書籍將會是您最好的一站購足之百科全書。

這是為什麼呢？因為吳醫師透過淺顯易懂的說明，讓你能夠清楚地理解許多似是而非的偽科學與各種複雜的運動生理學、解剖學、肌動學或生物力學等概念，而且你若想要更深入的研究，吳醫師也提供許多延伸閱讀給您，因為科學並非不能質疑，理論並非不能推翻，但這些都必須建立在客觀可檢視的基礎上。

吳醫師如何能夠寫出這些呢？我想最重要的就是他用自己當實驗品，並且經過多年不斷的學習、鍛鍊與教學，才能有這樣的智慧結晶。因為國內目前的訓練相關書籍大部分不是翻譯自國外，要不然就是只有教導動作的工具書，所以能夠寫出這樣架構完整與條理清楚的內容，實屬少見。

還記得很多年前就經常閱讀吳醫師在臉書「大夫訓練」所分享的訓練相關實證科學，但與他的初次見面是他來參加我所開設的壺鈴僻靜營課程，經過三天兩夜的朝夕相處之後，讓我們彼此都有了更深的認識，因為沒想到我們都是島內移民到宜蘭的家庭，而我們也差點成為同一間學校的家長，但最讓我佩服的是他願意真正的學習一件事物。

說個小故事，在訓練課程時，吳醫師的壺玲上膊幾乎都是用純力量來做，也就是很像啞鈴的二頭彎舉訓練，所以他當天跟我說，二頭肌都快抽筋了。只是沒想到他在課程結束後，竟然下了很大的苦心來練習，甚至在醫院的宿舍都放了壺鈴，讓他隨時能夠訓練，因為後來看到他的壺鈴上膊相當地流暢。更讓我驚豔的是，他甚至也參加黃靜修老師的花式壺鈴課程，因為這又是更上一層樓的學習了，或許你看到花式壺鈴只有雜耍的部分，但吳醫師看到的卻是其更深層的內蘊，而這也是訓練上很重要的觀點。

　　吳醫師多年來推廣肌力訓練的用心有目共睹，說句實在話，能夠用這種賺不了大錢或快錢的方式來告知病患的良醫也不多見了，因為現在大家都希望能夠獲得被動式的快速治療或用不費力的營養補給品來讓自己更健康，但是吳醫師卻很清楚地說明與證明這些方法都沒有透過主動式訓練來得持久與有效，甚至在宜蘭開蘭安心診所都有推廣實際肌力訓練的課程。

　　吳醫師在壺鈴僻靜營所開設「以阻力訓練為主的中老年人運動處方」的專題講座，每次講座中很多老師都會問到一件事，練「那麼壯」還不是會生病，那為什麼還要這麼辛苦地練呢？吳醫師每次都提醒大家，把身體練得「強壯」不是保證你就「不會」生病，而是你「較不容易」生病或是生病之後可以「較快」的復原，而這也就是他一直推廣的「術前復健」概念，因為「堅固」的物品不容易損壞，「強壯」的身體不容易生病。

　　只是我們很多時候都要等到受傷或生病「之後」，才會認真積極的治療，就像每次都在牙痛之後才想到當初若是好好的清潔口腔，就不用受這種折磨了，所以我們為什麼不在「之前」就先準備好呢？因此「肌力與體能訓練」不是讓你看起來很強壯而已，而是當你面臨疾病來襲時，可以有更多的緩衝時間來面對，或是讓你能夠在老化的過程中，避免「雪崩式」下跌。

　　而這也是吳醫師常提醒的另一個概念：健康餘命 vs. 生理餘命。因為隨著我們逐步邁向老年化的社會，如何不造成下一代負擔的意識逐漸受到重視，但我認為更重要的應該是如何更有尊嚴地活下去，畢竟沒有人想要躺在床上很久很久，然後靠著外傭幫您翻身或擦澡吧。

　　所以，吳醫師常苦口婆心地說：沒有「要不要」訓練，只有「何時」開始訓練；沒有「能不能」訓練，只有應該「如何」訓練。

　　在《大夫訓練 I》中，詳細地說明老化和慢性疾病等相關問題，在《大夫訓練 II》則很清楚地告訴你什麼是有氧和阻力訓練，以及要如何安排才能得到良好的訓練適應，並且當罹患慢性疾病時該如何調整，讓你有足夠的生理儲備來面對。千萬別忘了，訓練是「一輩子」的事，老祖宗很早就提醒過我們，活動活動，要活就要動，祝福您能擁有更健康與強壯的人生！

專文推薦 2
超高齡化社會的疫苗和解藥

──邱文彥

SBD 台灣總代理負責人‧YT 頻道「SBD Taiwan 邱個」

2020 年結識吳醫師，那時正值 Covid-19 疫情初期，邀請他參與【SBD Taiwan 邱個】頻道一起合作【SBD 專科講堂】。我們一起在 Podcast 節目分享了許多主題，也曾特地前往宜蘭蘇澳採訪吳醫師，請他分享他在宜蘭地區執業多年的觀察和第一手臨床經驗，以及他如何將肌力與體能訓練帶入治療的一環，陪著病患學習重建自己的復原根基。吳醫師在節目中，告訴我們很多事，教我們認識骨科的治療範疇，醫療和訓練如何相輔相成，如何增加生理儲備以備意外或手術的恢復之需。

同樣來自台中，強者我學長的吳醫師，也是個行動家。除了身體力行投入訓練，以及訓練知識的翻譯、解譯和推廣，他也大力支持 SBD Taiwan 的賽事。連續兩屆的台灣大力士比賽，吳醫師都親臨賽場致意並致詞，一起關注賽場上的選手奮力拚搏，分享賽事背後的故事、臨場的熱血歡呼、種種感人的共鳴。但，我們不能交付自己的健康給醫師或是運動員，似乎健康與運動與自己無關？什麼都交給醫師或是心所屬的明星運動員？

在時間的象限裡，你我都是自己人生的選手，與老化在對抗、在競賽。問題在於，我們是否具有足夠的認知，知道要變強壯，才有能力應付老化這個人生必考題？是否有足夠的知識讓自己變強壯？吃足補品是捷徑？為自己的健康負起責任，該怎麼做？

台灣已在 2018 年步入高齡化社會，目前全台已有超過 1/4 的縣市進入超高齡社會，我們即將在 2025 年正式邁入「超高齡化社會」，代表我們社會每 5 個人就有一人是 65 歲以上長者，若他們都退化到接近失能，那會是非常沉重的殘燭負擔。你我都要與老化賽跑，沒有人例外，先不提自己的長輩自己救，就算是「自己的老化自己救」，我們都準備好了嗎？

要活好，就要動好！唯有盡早投入肌力與體能訓練，才是台灣社會減少超高齡化問題肆虐的疫苗和解藥。

　　吳醫師曾在節目上說過一段話非常有道理：「面對高齡，你可以選擇：老、痛、強壯，但不要老、痛、衰弱。」而他在《大夫訓練 I》書中解釋了原因：「強壯，不只讓你攀上顛峰，還能讓你爬出谷底。」投入肌力與體能訓練，就是累積生理儲備，越早投入儲蓄就越充足，越有能力承擔意外風險。肌力與體能訓練並不專屬於健康的人，無論是否有病在身，都能從訓練中獲得極大的健康益處。除了讓你行動自如，也更有能力承擔各種意外或治療，迅速恢復爬出谷底。

　　病患在開刀前都會很客氣有禮貌地跟吳醫師說：「麻煩吳醫師，我的病痛都交給你了～」吳醫師也會溫柔地回覆：「沒有這麼簡單，不能只是交給我，後續還有復健與康復之路，需要一起努力。」醫療能解決疾病，控制傷痛，但是要變得更強壯，沒有誰能交辦，只能起身而行。

　　隨著【SBD Taiwan 邱個】YouTube 頻道與邱個 Podcast 的發展，對於「大小原則」「漸進式超負荷」「應力閾值」這些字眼習以為常時，也意外發現，對於一般民眾與亞健康中高齡族群來說，這些依舊如外國語言一般陌生。非常幸運，我們可以在邁入超高齡化社會的前夕，認識《大夫訓練》這套著作，讓我們有更多知識工具來當作關鍵支點，幫助我們為自己的強壯作出正確行動，協助「多元強壯」的強壯民族建構。

　　在《大夫訓練 I》，吳醫師清晰明確地指出肌肉與力量對於中高齡的高效運動處方，錨定：「足夠的身體活動＋正確的阻力訓練＝無副作用的特效藥。」而《大夫訓練 II》，吳醫師用最淺顯易懂的方式，將訓練領域裡最基礎根本的概念組織起來，幫助我們迅速掌握強壯之道，遠離靜態生活的毒害。

　　我認為，這兩本就是 2024 年最重要的兩本書，沒有之一。在什麼都要靠 AI 生成式人工智慧的現今與未來，我實在想不到能下什麼 prompt 指令來讓自己變強壯，但絕對肯定的是，我們將會透過 AI 來讓生活更輕鬆愜意，邁向更安逸便利的靜態生活之中。靜態生活＝危險設定，這個設定已經啟動，我們如何防範？

　　最佳解答就在吳醫師的這兩本書中，除了真心推薦，也誠心建議大家完讀之後，再分享給自己的長輩親友。吳醫師也提到，肌力訓練也是一個極度燒腦的學習過程，也同時鍛鍊你的專注度來發力。在數位毒藥豢養的分眾時代，我們必須要具備絕對程度的專心，才能專業。我激賞與讚嘆吳醫師的這兩本書，激推，爆推，推到爆！

Love Always, 邱個

專文推薦 3
自古不變的醫囑——
祛魅道路上的醫者之心

——黃靜修教練
蘭陽健身中心創辦人·世界花式壺鈴學苑亞洲區主席

我們對這個世界與自我身體的認知，實質上經歷了賦魅、祛魅與返魅的過程。在人類漫長的歷史長河中，為了對抗疾病與衰弱，幾乎每個時期都會出現特殊的治療方法與所謂的仙丹靈藥，從西方原始社會中的交感巫術、薩滿巫醫再到東方世界的方技和術數，他們都曾在賦魅的時代撐起人類醫療體系的一片天地。如果說後來祛魅的科學文明階段爆發於於近代的啟蒙運動與工業革命，那麼大約2500 年前的西方醫學之父希波克拉底便是這場醫學祛魅革命中最早也最重要的種子，因為從他開始，疾病已經不再被輕易視為是一種超自然神秘現象，人們進而採取一種更加理性及科學的角度來看待疾病與衰弱。

希波克拉底的醫療不訴諸於對諸神的禱告與祭祀，而是開始從現實生活中的飲食習慣、運動方式與有益的藥物方面著手改善，在那個巫醫與驅魔治病仍盛行的時代，他甚至是歷史上第一位用正式書面文字革命性的為病患提供「運動處方」的醫師，不僅為現代醫學揚起巨帆，更一路乘風破浪的帶領我們航向更長遠的健康之道。在《大夫訓練 I：新世代的主動式健康指引》的推薦專文中，我曾與大家分享並綜述了橫跨二千六百年的醫學與運動的關係。從遠古文化至當代文明，現代健身運動的濫觴可以說幾乎都是源自於那些歷史上有著重大貢獻的醫師們，只有理解這層關係，我們才能真正明白吳肇基醫師在《大夫訓練》系列著作中貢獻卓著的價值與重要性，同時也讓我們能夠一起見證吳大夫在長期的推廣力行中，仍舊傳承著與希波克拉底、古羅馬醫聖加倫、瑞典骨科醫師贊德等人同脈相傳的醫者之心與發揚運動訓練的救世精神。

在現今保險制度與醫療發達的時代，人均壽命的數字不僅延長了許多，而且現在我們幾乎所有人都能更好的抵禦或對抗那些曾經讓我們曾祖父母輩奄奄一息的傳染性疾病與各種病痛衰老，從歷史上來看，人類的生活從未像現在如此美好。但曾經有個故事是這樣發生的：

全科醫師：「你給瓊斯做這個手術是為了什麼？」
外科醫師：「100 英鎊。」

全科醫師：「不，我是說他得了什麼？」

外科醫師：「100 英鎊。」

這個老掉牙且諷刺的對話最早出現在 1925 年的英國幽默諷漫畫雜誌《潘趣》(Punch) 中，故事不僅顯示出了資本主義社會的特色和當時的外科手術的便利與發達，更凸顯了當科學的理性祛魅進行到底之後醫德淪喪或過度醫療的可能，在加上目前現實上仍存在所謂的「絕症」或仍原因不明的病痛問題，所以醫療體系最終也不可避免地回到了「返魅」的過程。返魅不一定不好，因為在人類的文明發展史中可以說沒有任何一個階段、過程或主張是極其完美。科學理性的祛魅褪去了超自然力量或宗教上的神祕外衣，帶來了現代醫學豐碩的貢獻，但情感上的返魅可能也為人類重新帶回了寶貴的道德價值實踐與信仰中的希望之光。

我們正是處於祛魅與返魅共存的自由時代，所以不僅能享受著科學的美好與便利，也能有機會獲得道德公平與信仰自由的幸福。正是在這麼一個美好且幸福的時代，必須警惕與反思的是，我們是否對疾病與衰弱太過掉以輕心或者有恃無恐呢？現代醫療已經基本解決了過去那些大多數棘手的疾病與身體衰弱問題，再加上社會福利與保險制度，當領藥與手術似乎都變得更加便利與廉價，我們是不是已經逐漸遺忘了那個我們在日常生活中就該要為自己負責的健康？當大多數住院的病人都能夠被治癒重新回家生活時，我們是不是從未覺察到其實他們可能從一開始就根本不必到醫院的病房裡來呢？

從祛魅的醫療開始，其治癒手段與方式可以說不斷地迭代進化與改革，現代醫學雖推翻過去古典醫學中的眾多主張與理論，但唯一不變的仍是「運動之於健康的正向關係」，這種關係是少數得到從古典醫學到現代醫學超過千年的驗證與背書。無論藥物與治療方法如何與時俱進，「健康的生活方式與讓自己更為強壯的運動訓練」幾乎已是自古不變的醫囑，更是現代預防醫學與健康管理的核心。

「逢病吃藥，一時之效。鍛鍊身體，長久之道。」如果說在《大夫訓練 I》中為大眾指引了一條運用運動訓練通往健康生活的方向，那麼在《大夫訓練 II》的全書四大章中，更直接為我們開啟了進入真正全人健康與強壯的大門。這不僅是吳大夫苦心孤詣為我們帶來的珍貴禮物，更是一部來自當代杏林菁英對於健壯人生的精準攻略指南。

我們所處的現代正如狄更斯在《雙城記》中所說：「這是最好的時代，也是最壞的時代。」我由衷希望藉由吳大夫這本書的問世，能夠重新讓我們一起覺察並解決在現代醫療習慣中亟待我們自我反思的健康管理問題。我們也只有更認真的對待我們的身體，才有機會將自己的生命與健康真正掌握在自己手中。合理精準的運動與訓練，就是幸福生活的最佳良藥。保持健康與強壯，才是樂活生命的長期處方。

訓練讓我們在老化的時間洪流中能拒絕隨波逐流，甚至逆泳而上

——賴泰屹

美國運動醫學會 NASM 即時口譯講師．資深肌力與體能教練

總覺得跟吳醫師有緣，感覺他總是在想「要怎麼樣能把事情做得更好」，而不是在想「做這個要怎麼賺錢」。

我是移民加國的小留學生，大學的主修是很接近訓練學的肌動學系。2003 年入行當教練，曾任跨國俱樂部內部培訓師、國際證照口譯及教材翻譯，也曾與吳醫師合作翻譯了《麥吉爾腰背修復手冊》。

認識吳醫師應該是在 2017 年，透過怪獸訓練教練俱樂部的私人網路社團。吳醫師在社團內提供醫療端見解。社團內常研讀原文訓練文獻，身為中文不怎麼好英文還可以的我，就隨手幫同學們用中文摘錄部分學習資源。產業待久了心頭上總是累積了不少疑難雜症的個案，也藉機透過吳醫師諮詢各類棘手的特殊狀況。後來參加脊椎力學權威麥吉爾教授的系統培訓時，自然而然也與吳醫師搭檔。那幾年也經常與吳醫師交手各面向的訓練學觀點，因此結緣。

有次我的親長輩跌倒必須開刀。在台北遇到的醫師極力推薦自費手術，就算傷口較大復原較慢，也堅持我們選自費項目。吳醫師客觀分析了自費與健保手術各自的優缺，避免我們陷入資訊不對等的困境。因為**資訊不對等**，我們需聘請專業人士，但也因為資訊不對等，令我們擔心花錢受罪而裹足不前。許多人想開始阻力訓練，想請教練，卻遲遲跨不出那一步。

我們的長輩群裡總是經常有許多短文及短影音片段：「5 招治好下背痛」「每天 3 分鐘拯救退化性關節炎」「超慢跑 6 分鐘精華教學」等等。身為教練，自然常被問到這些方法有沒有效，但評論這些方法的好壞，就陷入了一個陷阱。方法本身就算沒有問題，但問題是這方法適不適合現在的你，能不能在最短的時間內產出最大的訓練效益。

八年前有兩位長輩找我諮詢訓練概念。八年後 A 長輩還是練得很開心，很喜歡更強壯的自己。即使遇到意外，也在手術後迅速恢復了身體功能，這讓他身邊

的朋友們嘖嘖稱奇。他說：「給孩子最好的禮物，就是活到最後一天，都還能自己大便自己擦屁股，然後帥氣地從馬桶上自己站起來。」

B 長輩並未付諸行動但也有很大的改變，他變成老了八歲的自己，還是常常傳些養身短影音，問這些有沒有效。

自媒體時代只要敢說願意說，不論是自認專家的網紅、教練、斜槓醫師，甚至是美國長春藤大學的教授，都開了自媒體頻道，免費分享各類資訊。在這資訊過量的時代，珍貴的已不是資訊。珍貴的是注意力。時間一分一秒地流逝，我們的身體也一分一秒地在退化。不管我們怎麼做，時間還是自顧自地走，我們能做的是在這段時間裡選擇做什麼事，也就是把注意力放在哪裡。以往遙不可及的寶貴資源，現在都看似及手可得，但要從茫茫網海裡篩選出正確又適合的資訊，所需付出的**時間注意力成本**可是不容小覷。

就照顧好一般大眾的身體健康來說，訓練其實**「原則不多，但方法萬種」**。照顧好一般大眾訓練不受傷的基本概念，就是讓肌肉受力最大化的同時，也要讓關節受力最小化，尤其是肩、髖、膝、脊椎等位置。任何方法只要能符合原理，都可以是有效的。但要考慮我們的時間有限，每天的體力也有限，如何用最高效率的時間成本，如何投資最少的體力，而能產出最高效果的方法，即是目前最適合您的方法。所以說，以無招勝有招，不須拘泥於特定固定課表或訓練信仰。

曾聽一位美國神經外科醫師舉例。屋頂漏水久了，牆上自然就出現壁癌，醫療端做的很像是把損壞的牆體挖掉、重新補好結構，看似就解決了壁癌。但導致壁癌的漏水若沒有處理，過一段時間後會怎麼樣？漏水的屋頂就是我們的生活習慣。讓屋頂不漏水需要的是「主動式健康行為」，飲食、訓練、休息、社交、還有身心壓力的管理。

《大夫訓練 II》幫我們理解什麼是訓練、為什麼要訓練、要怎麼訓練，以及慢性病怎麼練、銀髮族怎麼練，甚至青少年怎麼練。

《大夫訓練 II》還幫助我們：
- 建構對等資訊，讓我們在挑選教練時能更有依據。
- 節省時間注意力成本，讓有限的時間與體力能產出最好的投資報酬效果。
- 建構訓練概念，有能力判斷各種五花八門的養身活動方法孰好孰壞。
- 補足醫療端所欠缺的主動式健康行為，有能力養成主動式健康習慣。

沒有不能動，只有該怎麼動。足夠的肌力讓我們得以動得更多，動得更多也活得更好。

吳醫師寫出如此巨作實為國人之福，能沾光為《大夫訓練 II》寫推薦序，深感榮幸。

引言

　　《大夫訓練》這兩本書有三大特點，第一是不像一般的醫療書籍，不管什麼師，總是放個穿白袍的照片在封面，因為我想傳達的是訓練抗老化的理念和方法，而不是搞個人崇拜。這些理念和方法並不是我獨到的創見，而只是集合整理許多先進前輩之大成而已，所以也非常歡迎有志一同者參考引用。

　　第二是我雖然身為骨科醫師，但是書中並沒有強調我在哪裡執業服務，不像有些醫療書籍的出版目的，就是為了宣傳生意和招攬客戶，將線上人氣轉換為線下金流。因為這本書的目標是要讓所有的讀者都能健康強壯，而不需要來找我，就如同書名副標「**A workout a day keeps the doctor away**」。

　　第三是沒有具體的課表，很多初學者第一次接觸到各種訓練，希望能有具體的課表可以按表操課，甚至希望能有獨門的課表可以達到速成的效果。市面上已經有很多訓練方法和課表的相關書籍，沒有有沒有效，只有適不適合。要是讀者連適不適合都無法自行判斷，建議還是先找教練上課，學習基本的動作選擇和課表安排，才是安全有效的方法，而不是靠著網路資料或影片自行摸索。

　　所以，《大夫訓練 II》會說明各種運動訓練和身體適應的底層邏輯，讓讀者在面對各種訓練法和課表安排時，能清楚了解到底合不合理，能否達到預計的目標。當看到各種眼花撩亂的宣傳時，能逐一拆解直到核心，不會被誇大不實的話術所洗腦操弄。

　　在《大夫訓練 I》中，我們了解身體活動對於粒線體功能和身體健康的重要性，以及對於慢性疾病和死亡率的影響。也知道足夠的生理儲備是對抗老化和失能的關鍵，強壯不只是為了讓你可以攀上顛峰，更重要的是讓你可以爬出谷底。更明白反覆胡亂減重的溜溜球效應，其實是殘害身體的過程，不但無益於健康，反而會破壞正常的能量代謝和生理功能，消耗寶貴的生理儲備。

　　《大夫訓練 II》先從有氧訓練開始，分析不同強度區間對於身體適應的影響，有氧訓練對於改善心肺適能最直接有效，而追求速效省時的高強度間歇訓練更是讓人趨之若鶩，認為是現代社會對抗靜態生活危害的最佳方法。高強度間歇訓練固然有其效果和優點，但是不要忘了，足夠低強度身體活動的動態生活才是維持健康的基礎。就促進粒線體功能和能量代謝而言，有氧訓練的量比強度要來得重要。如果體況不佳而要勉強進行高強度間歇訓練，不只可能無法達到預期的效果，反而還會增加受傷的風險。

　　對於體弱族群，先從增強肌力的阻力訓練開始，再逐漸擴展到其他的身體活動和運動訓練，是較為安全的方法。肌力是所有身體素質的基礎，而在訓練肌力的同時，也能增加生理儲備，包括心肺適能都

可以有基礎的進步。阻力訓練之所以要強調高強度，是因為可以達到較好的訓練效果，而且累積較少的疲勞。就促進肌力和其他身體素質而言，阻力訓練的強度比量要來得重要。高強度阻力訓練，特別適合恢復能力不佳的體弱族群，或是活動量已經過多的勞動工作者。

從事運動訓練時，慢性疾病患者常常擔心是否會發生不良反應，甚至是否會危及性命。身體活動對於各種心理和生理疾病都有益處，包括阻力和有氧訓練，重點不在於能不能練，而是該怎麼練。只要能循序漸進，不操之過急，「start low, go slow」，就能逐漸獲得訓練的健康益處，也能達到預防或改善慢性疾病的效果。訓練的風險非常的低，而且與其擔心訓練的風險，更要擔心的是不訓練的風險。

養成動態生活和運動訓練的習慣，越早開始的效果越好，尤其是阻力訓練，可以培養足夠的肌力去從事各種運動嗜好。現代社會靜態生活的危害已經嚴重影響到兒童和青少年，從小缺乏身體活動會對終身健康造成深遠的不良影響。對於阻力訓練，曾有很多迷思認為會危害到兒童和青少年的生長發育，但是現在觀念已經從「做阻力訓練會怎麼樣」，改變為「不做阻力訓練會怎麼樣」，足見阻力訓練對於兒童和青少年身心健康、活動能力、運動表現和傷害預防的重要性。

知易行難，坐而說不如起而行。希望所有讀者能夠了解有氧和阻力訓練的底層邏輯，面對各種訓練方式和課表，可以清楚知道其優缺點和是否合適，然後身體力行，達到「有訓練，無病夫」。

第 1 章
認識有氧訓練

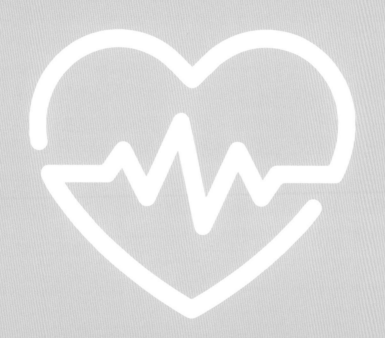

　　良好的心肺適能是促進身體健康和預防慢性疾病的基礎，要維持良好的心肺適能就需要有足夠的身體活動和適當的運動訓練。不同強度的有氧訓練會讓身體產生不同的適應和益處，所以了解訓練強度的安排對於促進健康十分重要。除此之外，有氧訓練對於體弱族群來說並不是想做就能做，而阻力訓練具有改善肌力和耐力的雙重效果，所以先用阻力訓練建立起良好的肌力和組織耐受度，除了可以增進心肺適能之外，還可避免後續有氧訓練所可能造成的運動傷害。

心肺適能，也稱為耐力或有氧能力，是指由呼吸系統交換氣體，再經由循環系統輸送氧氣，到肌肉系統使用氧氣產生能量（三磷酸腺苷 adenosine triphosphate, ATP）的能力。稱為心肺、耐力或有氧，其實都有點偏頗，因為不是只有心肺系統，還包括了周邊組織，也不只是耐力，還包括恢復能力，更不單是有氧代謝，還包括了無氧代謝。所以心肺適能指的是人體能量系統的代謝能力，不但是運動表現的關鍵，也和身體健康息息相關，所以心肺（耐力／有氧）訓練應該要正名為「能量系統訓練」。

既然心肺適能是使用氧氣產生能量的能力，所以最直接準確評估心肺適能的方式，就是測量身體活動時的氧氣消耗速率，也就是攝氧量（VO_2），以每公斤體重每分鐘消耗多少毫升的氧氣來表示。攝氧量既然代表身體活動時所需能量的多寡，所以可以和代謝當量（metabolic equivalent of task, MET）換算，1 MET 是每公斤體重每分鐘消耗 3.5 毫升的氧氣。例如一般步行的代謝當量是 3 METs，換算為攝氧量就是 10.5（ml/kg/min）。

在劇烈活動時所能達到的最高氧氣消耗速率，稱為最大攝氧量（VO_2max），可以用 VO_2max 的百分比來表示「相對」活動強度（對比於代謝當量的「絕對」活動強度）。測量 VO_2max 需要在實驗室中，以不停挑戰極限的方式來進行，一方面較不方便，一方面對於體況不佳的族群，可能會有潛在的風險。

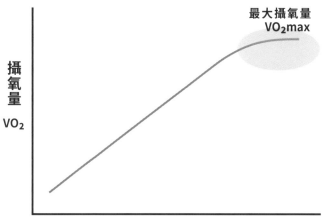

圖 1-1　最大攝氧量

隨著身體活動強度的增加，能量需求 （輸出功率）也會跟著提高，因此增加氧氣的消耗速率（攝氧量），但是因為氧氣運送功能和能量代謝能力的限制，有氧代謝最終會達到瓶頸，也就是最大攝氧量（VO_2max）。人體的最大輸出功率並不限制在 VO_2max，更高強度身體活動所超出的能量需求，可以由無氧代謝來補足，只是肌肉細胞會快速酸化而無法長時間維持。

絕對活動強度 vs. 相對活動強度

「絕對活動強度」是從事一項活動在單位時間內所需的能量消耗，而「相對活動強度」則是這個能量消耗占個人最大能量產生能力（最大輸出功率）的比例。

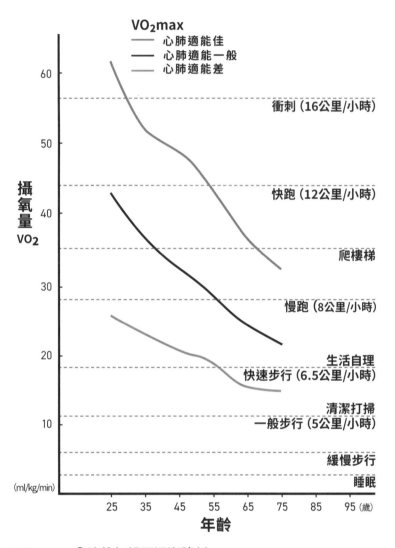

圖 1-2　VO₂max 會隨著年紀而逐漸降低

VO₂max 會隨著年紀增加，以每 10 年約 10% 的速度逐漸降低，一旦 VO₂max 低於某項身體活動的能量需求，就無法長時間進行該項活動，很容易就會氣喘吁吁、疲累不堪。舉例來說，以每小時 8 公里的速度慢跑，需要的攝氧量約是 28（ml/kg/min），但是如果你的 VO₂max 已經降到比 28 還低，將無法長時間維持每小時 8 公里的跑步速度，因為已經超過你的有氧代謝能力，需要依靠較多的無氧代謝來提供能量。對於 VO₂max 有 50 的人，每小時 8 公里的速度跑步只是 50% VO₂max 的低強度活動，但是對於 VO₂max 只有 20 的人，已經是 125% VO₂max 的高強度活動。

雖然不見得要去測 VO₂max，但是我們必須要了解心肺適能的好壞與許多慢性疾病和死亡風險密切相關。隨著年紀的增加，VO₂max 會以每 10 年約 10% 的速度逐漸降低，也就表示心肺適能逐漸減退，這其中不只是循環系統（心）和呼吸系統（肺）的生理功能退化，還包含了粒線體功能（能量代謝能力）的改變，一旦心肺適能衰退到連日常活動都氣喘吁吁、疲累不堪，自然是百病叢生，毫無生活品質可言。

足夠的身體活動和正確的阻力訓練可以增進心肺適能，足夠的身體活動可以改善粒線體功能，而正確的阻力訓練可以加強肌力和活動能力，而且越早開始的效果越好，也就是在《大夫訓練 I》第 1 章中所一直強調。

参考資料和延伸閱讀 ————————————

Unlocking the Secret Between VO₂ Max and Longevity
https://medium.com/@docmranney/unlocking-the-secret-between-vo2-max-and-longevity-4161f52e9d40

Cardiorespiratory Fitness and Mortality in Healthy Men and Women
https://www.sciencedirect.com/science/article/pii/S0735109718383888

Age-related decline in peak oxygen uptake: Cross-sectional vs. longitudinal findings. A review
https://www.sciencedirect.com/science/article/pii/S2772487523000041

Exercise as a Therapeutic Tool in Age-Related Frailty and Cardiovascular Disease: Challenges and Strategies
https://www.sciencedirect.com/science/article/pii/S0828282X24000138

有氧活動的強度區分

對於一般人來說，有氧活動的強度常以最大心率（每分鐘最高的心跳次數）的百分比來區分，因為使用上較為方便，不用特別的工具和檢驗方式。其他較準確的方式，例如測量 VO_2max 的百分比需要實驗室器材，而測量血液乳酸濃度則需要採血檢查。此外，跑步和騎自行車有儀器（功率計）可以估算能量消耗和活動強度。

最大心率和儲備心率

身體活動時心率會上升，主要是因為大腦開啟了「戰或逃」反應，讓交感神經興奮和腎上腺素分泌增加。不但會心跳加速，加強心臟收縮也能提升心輸出量和血壓，呼吸也會加深加快，皮膚、黏膜、內臟的血管收縮而肌肉的血管擴張，使得血液重新分配，促進肝醣和脂肪分解，使血液中的葡萄糖和游離脂肪酸升高，這些都是為了提供

足夠的氧氣和能量基質，來滿足身體活動時肌肉的代謝需求。隨著活動持續進行，肌肉收縮所產生的力學刺激和代謝廢物，以及心血管系統中的壓力和化學受器，會經由感覺神經回饋至腦幹來調節自主神經系統（交感和副交感神經）的活性，進而隨著活動強度改變心率。

最大心率會隨著年齡的增長而下降，常用的估算公式是 220 - 年齡，例如 20 歲的最大心率就是 200（次／分鐘），60 歲就是 160，這公式雖然簡單方便，但可能會高估 40 歲以下的最大心率，和低估 40 歲以上的最大心率。所以有研究提出另一個可能較為準確的公式，即 208 - （0.7 × 年齡），這公式對中老年人更為適用。當然這些都只是概略的估算，最大心率會因為每個人的體況不同而有很大的差異，最準確的方式就是直接用挑戰極限的方法來測量，但是對於體況不佳的族群，一樣可能有潛在的風險。

有了最大心率，就可以依此來區分有氧活動的強度，以及設定有氧訓練時想要達到的心率區間。最大心率法是直接使用最大心率的百分比來設定訓練時的強度區間，例如最大心率是 180，想做 60-70% 最大心率的有氧訓練，那就在訓練時把心率維持在每分鐘 108-126。強度區分一般以 50-70% 最大心率為低強度，70-80% 是中強度，而高於 80% 就算是高強度。

除了直接使用最大心率的百分比來設定訓練時心率區間的最大心率法，還有另一種方式稱為儲備心率法，儲備心率 = 最大心率 - 靜息心率，所謂的靜息心率就是休息時的每分鐘心跳次數，大多是在剛起

床時測量。設定有氧訓練的強度時，訓練心率 = 強度百分比 × 儲備心率 + 靜息心率，例如最大心率是 180，靜息心率是 60，儲備心率就是 120，想做 60-70% 訓練強度，那訓練時的心率區間就是在每分鐘 132-144。儲備心率法的強度百分比設定，與使用 VO2max 時幾乎相同，比起最大心率法可能較為準確，兩種方式計算出來的心率在強度較低時的差異較大，在強度較高時的差異較小。

除了用身體活動時的心率高低來衡量活動強度，活動後心率恢復的快慢，可以用來評估自主神經系統的調節能力，尤其是副交感神經的活性，這與心肺適能的好壞相關。心率恢復的定義，為活動時最大心率和休息時心率之間的心率差，一般是在活動停止後 1 分鐘和 2 分鐘時測量，心率差越小，也就是心率恢復得越慢，則心血管和其他疾病的死亡風險就越高。心率恢復會隨著年紀增加而變慢，雖然目前仍沒有明確的標準，但是在正常的體況下，活動後 1 分鐘的心率恢復，應該要達到 20-30 下，2 分鐘應該達到 40-50 下。

關於靜息心率有個迷思，認為靜息心率越低越好，表示心肺適能較佳，休息時心跳不用太快就可以滿足身體所需，有些耐力運動員甚至會把低靜息心率當成是一種榮譽和驕傲。的確，心肺適能比較好的人，靜息心率會較低，但並不是越低就越好，耐力運動員過慢的靜息心率，有可能代表熱量攝取不足，所以身體產生代謝適應而調降了生理活動（詳見《大夫訓練 I》第 3 章）。也有研究顯示，耐力運動員過慢的靜息心率可能和心臟的電刺激傳導異常有關，隨著年紀漸增也許會造成心律異常，需要進一步的治療。

乳酸閾值

有氧活動的強度分級，除了用最大心率的百分比分為 5 區的方式，還有一種是用乳酸閾值（lactate threshold, LT）分為三區，切點分別為第一乳酸閾值（LT1）和第二乳酸閾值（LT2）。當活動強度低於 LT1，能量絕大部分來自於有氧代謝，乳酸維持在低濃度，所以 LT1 又稱為「有氧閾值」，一般在 LT1 附近的活動強度有最大的脂肪氧化速率。當活動強度超過 LT1，能量有一部分來自於無氧代謝，但是產生的乳酸可以及時清除，所以乳酸濃度上升後還能夠維持穩定。當活動強度超過 LT2，能量絕大部分來自於無氧代謝，乳酸會來不及清除而持續累積，乳酸濃度因此而快速升高。過多無氧代謝最後會造成肌肉細胞酸化，進而妨礙肌肉收縮和功率輸出，降低運動表現，所以 LT2 又稱為「無氧閾值」。一般血液乳酸的濃度，LT1 約為 2mmol ／ L，LT2 約為 4mmol ／ L，經過適當的有氧訓練，可以延緩乳酸濃度升高，達到增進耐力運動表現的效果。

在這種三區的分級中，低於 LT1 是低強度，介於 LT1 和 LT2 之間是中強度，超過 LT2 就是高強度。對應最大心率百分比的五區分級，低強度在第二區（70% 最大心率）以下，高強度在第四 ／ 五區（80-90% 最大心率）以上，中間當然就是中強度，但是這個對應會因為每個人的能量代謝能力而有所差異。

傳統認為的有氧活動是位在 LT1 和 LT2 之間的中強度，也就是約70-85% 最大心率，尤其逼近 LT2 的強度又稱為「臨界功率」（critical power）或功能性閾值功率（functional threshold power），是能夠維持長時間身體活動的最大功率輸出。中強度有氧活動可以做得又喘又久又最有活動到的感覺，但是因為強度夠高時間又長，所以也會累積最多疲勞。高強度活動因為通常無法持續太久，反而疲勞就不會累積那麼多。

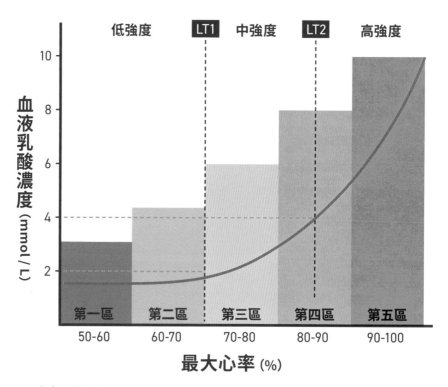

圖 1-3　有氧活動的強度區分

以最大心率的百分比來區分有氧活動的強度，可以分為 5 區，其中 50-70% 最大心率為低強度，70-80% 是中強度，而高於 80% 就算是高強度。以乳酸閾值來區分身體活動的強度，低強度在第二區（70% 最大心率）以下，高強度在第四／五區（80-90% 最大心率）以上，中間就是中強度，這個對應會因為每個人的能量代謝能力而有所差異。

說話測試和自覺活動強度

　　如果只靠心率百分比來設定有氧訓練的目標強度，實際上的強度感受可能會因為個人體況不同而有很大的差異。尤其是對於老年人或體弱族群，用百分比設定的強度也許並不高，但是個人在活動時所感受的實際強度可能已經太高。也就是或許只達到低 – 中強度心率區間，就已經做到疲累不堪、無力繼續。這一方面可能是因為公式高估了最大心率，另一方面可能是因為體況真的太弱太差，所以訓練時的心率上不去，或是有服用心血管藥物而抑制了身體活動時的心率上升。

　　這時候評估有氧活動強度最簡單的方式，就是使用「說話測試」。可以輕鬆說話算是低強度，有點喘但說話還可以句子連貫算是中強度，已經喘到只能講短短的句子或幾個字算是高強度。另外，還可以使用自覺活動強度（rating of perceived exertion, RPE）來設定訓練強度，常用 RPE 量表的分級有 6-20 級和 1-10 級兩種，6-20 級約略就是對應心率 60-200。RPE 是衡量身體活動時主觀感覺的費力和疲累程度，所以需要一點練習和經驗才能比較準確的表達。

　　除了有氧訓練，RPE 也可以用在阻力訓練上。以 1-10 級的量表來看，低於 3 算是低強度，就是可以做 10-20 次反覆動作，4-6 算是中強度，就是可以做 5-10 次反覆，高於 7 算高強度，也就是做不到 5 次反覆。RPE 除了可以表示阻力的大小，也可以用來表示接近力竭的程度，也就是還有多少下保留次數（reps in reserve, RIR），RPE 10 表示沒有保留次數，而 RPE 9 表示還有保留次數 1 下，RPE 8 還有保留次數 2 下，依此類推。

自覺活動強度 （RPE）			心率區間 （最大心率 %）	乳酸閾值
1	6	非常輕鬆		
	7			
2	8	很輕鬆	第一區 50-60%	低強度
	9			
3	10	輕鬆	第二區 60-70%	
	11			LT1
4	12	有點用力	第三區 70-80%	
	13			中強度
5	14			
6	15	用力	第四區 80-90%	
7	16			LT2
8	17	很用力		
9	18	非常用力	第五區 90-100%	高強度
	19			
10	20	最大用力		

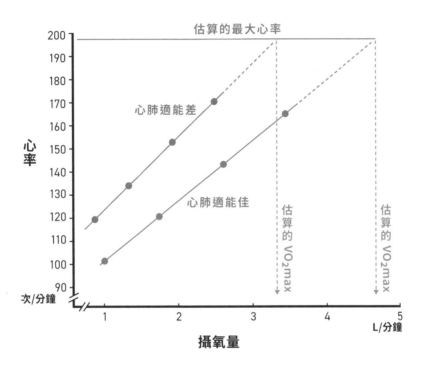

圖1-4　不同的體況會有不同的相對活動強度

因為心肺適能（VO_2max）好壞的差異，在相同的活動能量需求（絕對強度）時，每個人的心率反應和自覺活動強度會有很大的不同。

保留次數

保留次數是指在阻力訓練時，還剩多少反覆次數才會達到「力竭」，也就是沒力繼續做下去。例如背蹲 100 公斤可以蹲 5 下，第 6 下可能就會站不起來而無法完成，此時做 5 下就是保留次數 0 下，做 3 下就是保留次數 2 下。

代謝當量

上述所說有氧訓練的強度，都是依據身體活動時的生理反應來區分的「相對強度」，但是每個人的心肺適能不同，在相同的相對強度下輸出功率或能量消耗會有很大的差異，例如想要做大於 80% 最大心率的高強度活動，對於心肺適能差的人可能只靠甩甩手就達到目標，但是心肺適能好的人可能要用反覆衝刺才能達到夠高的心率。

用身體活動時能量消耗多寡來區分的「絕對強度」就是代謝當量（MET），1 MET 相當於在安靜休息時每公斤體重每小時消耗 1 大卡的熱量，或是每公斤體重每分鐘消耗 3.5 毫升的氧氣，代表著靜息代謝率（resting metabolic rate, RMR）。以一位體重 70 公斤的成人來看，安靜休息時每小時會消耗 70 大卡，而從事 5 METs 活動時每小時會消耗 350 大卡。除了完全靜躺，就算坐著工作（例如打字、開會）或娛樂（例如打牌、下棋），也有 1.3-1.5 METs 的活動強度。除非一整天完全臥床不動，否則靜態生活的身體活動程度（physical activity level, PAL）也不可能低於 1.2，大約是在 1.4 左右。

代謝當量的強度區分，小於 3 METs 是低強度，3-6 METs 是中強度，而大於 6 METs 就算是高強度。用代謝當量設定訓練強度時要考慮每個人的體況差異，在相同的代謝當量下，也許對於心肺適能好的人只算是在低的相對強度，但是對於心肺適能差的人可能就已經達到高的相對強度。例如用相同的速度跑步，心肺適能好的人可能覺得很輕鬆，心率還低於 70% 最大心率，但是心肺適能差的人可能就會覺得

很喘很累，心率早已遠高於 80% 最大心率。所以對於老年人和體弱族群，訓練時可以使用自覺活動強度來設定和評估，較為保守和安全。

代謝當量（MET）					
低強度 < 3 METs		中強度 3-6 METs		高強度 > 6 METs	
睡眠	0.9	用力清掃 （擦窗、洗車、掃地）	3.0-3.5	輕裝緩坡爬山	7.0
坐著不動	1.0	一般步行 （5公里/小時）	3.0	慢跑 （8公里/小時）	8.0
坐著活動 （打牌、繪畫、做手工、開會）	1.5	快速步行 （6.5公里/小時）	5.0	快跑 （12公里/小時）	12.0
緩慢步行	2.0	輕鬆休閒運動 （排球、籃球、社交舞、太極）	3.0-5.0	費力勞動 （搬運重物、粗重農務）	7.5
站立輕鬆工作 （煮飯、洗碗、櫃台店員）	2.0-2.5	園藝、除草	5.0	騎自行車 （20公里/小時）	8.0
輕鬆休閒活動 （飛鏢、撞球、瑜伽、性行為）	2.5	阻力運動 （健身、舉重）	3.5-6.0	運動競賽 （網球、籃球、足球、游泳）	7.0-10.0
此為估計值，會因為個人體況和活動劇烈程度而有所差異。					

　　為什麼區分身體活動的強度對於有氧訓練（能量系統訓練）很重要呢？因為不同的強度區間會讓身體產生不同的代謝適應。身體在低強度的活動時，主要的能量來源是靠氧化脂肪，而當活動強度提高後，則會轉向使用碳水化合物來產生能量。使用脂肪還是碳水化合物來獲得能量，在身體活動產生的生理適應上會有某些程度的互補和衝突。除非是特殊的專項運動，例如馬拉松或舉重，才需要仔細斟酌，對於一般的運動表現和身體健康，其實不用太追求極端，而是要調和兩者，**使身體能有效利用各種能量基質，也就是有良好的代謝彈性**（詳見《大夫訓練 I》第 1 章）。

參考資料和延伸閱讀 ─────────────────────────

Reflex control of the circulation during exercise
https://onlinelibrary.wiley.com/doi/10.1111/sms.12600

The Prognostic Role of Heart Rate Recovery after Exercise in Health and Disease
https://austinpublishinggroup.com/cardiovascular-diseases/fulltext/ajcd-v2-id1014.php

Exercise training reduces resting heart rate via downregulation of the funny channel HCN4
https://www.nature.com/articles/ncomms4775

An Examination and Critique of Current Methods to Determine Exercise Intensity
https://link.springer.com/article/10.1007/s40279-020-01322-8

What Is Moderate to Vigorous Exercise Intensity?
https://www.frontiersin.org/articles/10.3389/fphys.2021.682233/full

The talk test as a useful tool to monitor aerobic exercise intensity in healthy population
https://www.ncbi.nlm.nih.gov/pmc/articles/PMC10331140/

THE RATE OF PERCEIVED EXERTION (RPE) SCALE EXPLAINED
https://blog.nasm.org/rate-of-perceived-exertion

Benefits and Risks Associated with Physical Activity
https://www.acsm.org/docs/default-source/publications-files/acsm-guidelines-download-10th-edabf32a97415a400e9b3be594a6cd7fbf.pdf

「220- 年齡」可以有效推估最大心跳率嗎？
http://www.epsport.net/epsport/week/show.asp?repno=214

不同強度區間的代謝適應

以最大心率的百分比來區分，身體活動的有氧強度可以分為 5 個區間。50-70% 是低強度，70-80% 是中強度，而高於 80% 就是高強度。（參見第 26 頁圖 1-3）

雖然都是有氧訓練，都能夠增進心肺適能，但是不同的強度區間會讓身體產生不同的代謝適應。一般的有氧訓練多是連續長時間的身體活動，心率可以維持升高，但因為時間長，所以活動強度不可能太高，大多是在中強度，因此又稱為**「中強度連續訓練」**（moderate intensity continuous training, MICT）。另外還有短時間高強度或全力衝刺再搭配休息間隔的訓練方式，稱為**「高強度間歇訓練」**（high intensity interval training, HIIT）或**「衝刺間歇訓練」**（sprint interval training, SIT）。

由於 MICT 所需時間較長，相比之下，HIIT 和 SIT 花的時間就比較短，活動時又有全力拚命的熱血感覺，也有研究顯示 HIIT 和 SIT 可

以用較少的活動時間和活動量達到相似於 MICT 的健康益處，這使大眾熱衷於 HIIT 和 SIT，認為是改善心肺適能和代謝健康的省時方法。

但是，理解 MICT 跟 HIIT／SIT 在本質上的差異也很重要，因為它們會各自促進對於健康的獨特生理適應。有氧訓練改善心肺適能的生理適應，可以分為「中樞適應」，也就是改善心臟、肺臟、血管狀況，以及「周邊適應」，也就是改善微血管、粒線體數量和功能。

HIIT 和 SIT

VO₂max（心肺適能）代表著氧化代謝能力的上限，是總死亡率的獨立預測因子，也就是心肺適能好壞和死亡率高低有直接的反比關係。研究顯示，比起 MICT，HIIT 更能夠改善 VO₂max。因為 VO₂max 最主要的限制是「中樞因素」（心臟、肺臟、血管），所以挑戰 VO₂max 極限的活動會傾向於促進「中樞適應」是很合理的。

但是高強度有氧訓練如果過量，就要考量到邊際效益遞減和心血管方面併發症的可能。通常有氧活動的強度越高，則心血管意外發生的相對風險也就越高，不過只要沒有什麼禁忌症，絕對風險還是很低，所以不用太擔心。此外，活動量和死亡率之間也呈現反比關係，這顯示足夠的活動量對增進健康十分重要。所以，MICT 高活動量的益處是否可以由低活動量的 HIIT 來完全取代，目前尚待研究釐清。

MICT

　　長時間的低－中強度訓練（40-70% VO₂max，50-80% 最大心率，小於第二乳酸閾值）能提供「周邊適應」（微血管、粒線體數量和功能）的刺激，特別是加強粒線體的氧化代謝能力。

　　這種類型的活動因為代謝產物累積得比較慢，所以可以持續較長的時間，主要是依靠有氧系統產生能量，也就是由粒線體生成的 ATP，反覆訓練可以使能量基質的使用效率（也就是代謝彈性）最佳化。如果只從事 HIIT，反而有可能會使能量基質的使用效率降低，所以不建議用 HIIT 來作為增強長時間耐力的方法。這是因為乳酸濃度和脂肪氧化呈反比關係，過多的 HIIT 和伴隨而來的乳酸堆積，會妨礙脂肪氧化功能的最佳化。

HIIT 和 SIT vs. MICT

　　HIIT 為「中樞適應」和代謝壓力提供了強力的刺激，會有較高的 VO₂max 和峰值功率。而 MICT 則是針對「周邊適應」，改善肌肉的氧氣供應和代謝效率，能有較多的粒線體適應和較低的血液乳酸堆積。

　　只有 HIIT 和 SIT 的訓練課表容易造成過度訓練，並且減少對於運動表現和健康的適應。因此相當程度的 MICT 是訓練的必要組成，如此才能得到跟活動量相關的粒線體適應。如果訓練目的是要增進健

康，可以採用金字塔式（低強度長時間 + 高強度短時間）的訓練強度分布，利用不同強度的搭配來得到高強度和低強度訓練的代謝益處。

如果真的要將身體活動和運動訓練視為一種藥物，就需要嚴格地確認劑量，了解何種劑量可以達到何種訓練適應，並依照訓練目的來選擇劑量。HIIT 經由刺激心臟和骨骼肌，是能夠快速改善健康的省時方法。然而，要注意效益遞減和過度訓練的可能性，同時也不要忽略了 MICT 所能獲得的益處。

身體活動會使得肌纖維內的 AMP、肌酸、磷酸根、鈣離子和活性氧物質增加，而能量壓力（AMP）、代謝壓力（肌酸、磷酸根、鈣離子）和氧化壓力（活性氧物質）是促進粒線體生成和功能的主要因素，所以活動量和活動強度都要兼顧，同時要小心過量而累積過多的疲勞。

對於運動員，如果運動表現的限制因素是最大有氧能力，那應該著重於 HIIT，如果限制因素是能量基質的使用效率，就應該著重於 MICT。針對不同強度所產生的獨特適應，對於最佳化活動處方十分重要。而代謝功能異常的病患，可以先使用 MICT，甚至更低強度的第二區心率訓練來恢復粒線體功能，以低－中強度身體活動為基礎的金字塔式訓練，可能是這類病患的最佳選擇。結合 HIIT 和 MICT，適當地平衡這兩種活動的劑量，就能對能量代謝產生很有益處的適應。

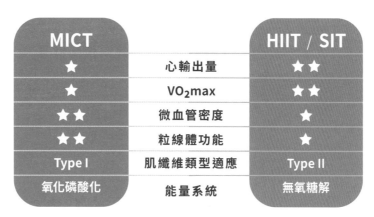

圖 1-5 不同的強度刺激會產生不同的適應

HIIT 和 SIT 產生較多的「中樞適應」，也就是改善心臟、肺臟、血管狀況，MICT 提供較多的「周邊適應」，也就是改善微血管、粒線體數量和功能。

HIIT 的禁忌症
·不穩定的心絞痛
·代償不良的心臟衰竭
·近期的心肌梗塞（小於 4 星期）
·近期的冠狀動脈繞道手術或心導管治療（小於 12 個月）
·會限制活動的心臟疾病（瓣膜問題，先天性心臟病、心肌病變）
·嚴重的心室心律不整或傳導阻礙
·嚴重的慢性阻塞性肺病、腦血管疾病或未控制的周邊血管疾病
·未控制的糖尿病
·未控制的高血壓（> 180/110 mmHg）
·嚴重的神經病變

　　要注意的是，有氧活動時發生心血管意外的風險與強度有關，而且患有某些慢性疾病時並不適合做 HIIT，如果對活動強度有所疑慮或活動時感到身體不適，千萬不要勉強硬撐，應盡速尋求醫療專業的諮詢和協助。

參考資料和延伸閱讀 ———————————————————

Exercise Is Medicine...and the Dose Matters
https://www.frontiersin.org/articles/10.3389/fphys.2021.660818/full

The effect of different exercise regimens on mitochondrial biogenesis and performance
https://gih.diva-portal.org/smash/get/diva2:766681/FULLTEXT01.pdf

How do exercise volume and intensity impact longevity?
https://www.strongerbyscience.com/exercise-longevity/

運動後過耗氧量

　　高強度有氧訓練除了省時有效，另一個吸引人的優點為「運動後過耗氧量」（excess post-exercise oxygen consumption, EPOC），又稱為「後燃效應」。活動時身體的能量代謝會升高，穩定狀態會被擾亂，EPOC 就是在活動後身體重新恢復穩定狀態所需消耗的能量，包括恢復 ATP、能量基質儲存、體溫、心率、呼吸狀態、荷爾蒙分泌，以及修復、合成組織等等。因為恢復的能量需求主要靠有氧代謝，所以會消耗比平常休息時更多的氧氣，因此稱為運動後過耗氧量。

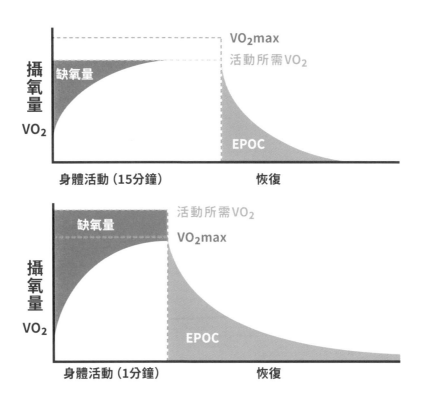

圖 1-6　身體活動強度不同，運動後過耗氧量也不同

低強度身體活動時（上圖），需要的氧氣消耗低於 VO_2max，所以能量需求可以充分由有氧代謝提供，但是因為呼吸系統和循環系統需要一段時間熱身才能達到最佳的氧氣交換和運輸效率，而且有氧代謝的反應步驟較多，提供能量的速率較慢，所以活動初期先由無氧代謝提供能量，有氧代謝再隨後跟上。此時的缺氧量（oxygen deficit）較少，對身體的穩定狀態擾亂程度較低，所以 EPOC 也較少。

高強度身體活動時（下圖），需要的氧氣消耗高於 VO_2max，且有氧代謝提供能量的速率較慢，所以能量需求無法充分由有氧代謝提供，不足的部分就需要靠無氧代謝補足，但是因為無氧代謝會快速的讓細胞酸化，減少肌肉的收縮能力和輸出功率，所以無法長時間維持這麼高的活動強度。此時的缺氧量較多，對身體的穩定狀態擾亂程度較高，所以 EPOC 也較多較久。

　　研究顯示，EPOC 可以在身體活動後持續幾個小時，甚至到 2 天，主要跟活動強度和活動量有關，活動強度越高、活動量越大則 EPOC 增加的能量消耗也就越多越久。但是，也不要過度強調 EPOC，因為 EPOC 並不如大家認為的那麼多，大約只增加身體活動時能量消耗的 5-15% 而已。

參考資料和延伸閱讀

Could EPOC Help Solve the Obesity Epidemic?
https://www.acefitness.org/continuing-education/prosource/october-2016/6091/could-epoc-help-solve-the-obesity-epidemic/

Oxygen Uptake and the Aerobic and Anaerobic Contributions to Exercise
https://www.nsca.com/education/articles/kinetic-select/oxygen-uptake-and-the-aerobic-and-anaerobic-contributions-to-exercise/

乳酸轉運

　　高強度身體活動時使用無氧糖解產生能量所製造的乳酸，現在知道並不是造成疲勞的代謝廢物，乳酸不只是會堆積在收縮的肌肉細胞內，還可以經由循環系統運送到其他的細胞和組織中，稱為乳酸轉運（lactate shuttle），例如可以運送到大腦、心臟、腎臟和其他肌肉中，進一步氧化產生能量，乳酸其實是中介無氧代謝和有氧代謝的重要能量基質。或是運送到肝臟，透過糖質新生（gluconeogenesis）重新合成葡萄糖，再提供肌肉利用，這就是「科里循環」（Cori cycle）。此外，乳酸也是重要的信號分子，可以增進粒線體的數量和功能。

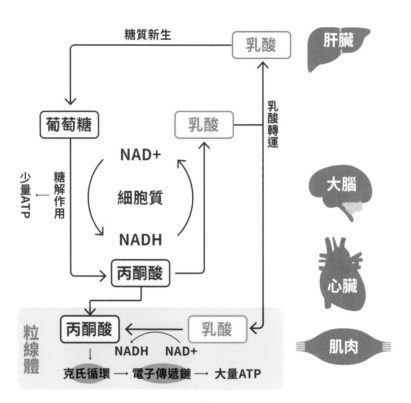

圖 1-7　乳酸轉運

乳酸可以經由循環系統運送到其他的細胞和組織中，例如大腦、心臟、腎臟和其他肌肉，進一步氧化產生能量，或是運送到肝臟，透過糖質新生重新合成葡萄糖，可以再提供給肌肉利用，這就是「科里循環」。糖解作用會釋放出氫離子，過度依賴無氧糖解作用產生能量會造成肌肉細胞快速酸化。而丙酮酸還原成乳酸的過程中會吸收氫離子，可以減緩細胞的酸化。

　　對於乳酸有個常見的誤解，認為乳酸是造成肌肉細胞酸化，甚至是運動性酸中毒（acidosis of exercise）的元兇。這是因為以往的生理學家發現，身體在劇烈活動時，乳酸增加的濃度和細胞酸化的程度成正比，也就是乳酸濃度越高，則細胞越酸，所以認為細胞酸化是乳酸堆積所造成。

　　但是相關並非因果，現在已經知道，無氧糖解作用產生的是乳酸鹽（lactate），通常為乳酸鈉，而不是乳酸（lactic acid），乳酸鹽並非酸性，只是中文簡稱為乳酸，更容易引起誤會。而且在丙酮酸（鹽）還原成乳酸（鹽）的過程中，還會吸收氫離子，可以減緩細胞的酸化。至於身體在高強度活動時肌肉細胞為什麼會酸化？主要是因為大量依賴無氧能量系統產生的 ATP 所造成，在 ATP 水解成 ADP 和無氧糖解作用時，會釋放出氫離子（質子），這才是造成肌肉疲勞、減少肌肉收縮能力和輸出功率的原因。

　　儘管乳酸的產生不會導致肌肉細胞酸化和酸中毒，而且乳酸也不是造成疲勞的直接原因，但是血液中乳酸堆積，代表身體大量依賴無氧糖解來滿足身體活動的能量需求，因此血液乳酸濃度可以用來評估活動強度和心肺適能，以及間接了解疲勞的程度。身體活動的強度越高，當然就越依賴無氧糖解來產生能量，乳酸濃度也會越高。但是心肺適能較好的人，粒線體的氧化代謝能力較佳，可以到較高的「絕對」活動強度，也就是能量消耗較快（功率輸出較大）時才會增加無氧糖解，所以乳酸產生較慢，清除也較快，在乳酸不易堆積的情況下，就會有比較好的耐力運動表現。

　　相同的「絕對」活動強度，對於不同體況的人會有不同的「相對」活動強度，用甩手當 HIIT 並非不可能。乳酸雖然有許多重要的生理功能，但是如果原本輕鬆的日常活動就能讓乳酸濃度爆衝，那表示粒線體的功能太差，身體長期處於代謝壓力和氧化壓力之下，會有害健康。這時候最好先用低強度的身體活動來恢復粒線體的脂肪氧化能力，而不要一味拚高強度，因為乳酸和活性氧物質過多，可能會進一步損害粒線體的功能。

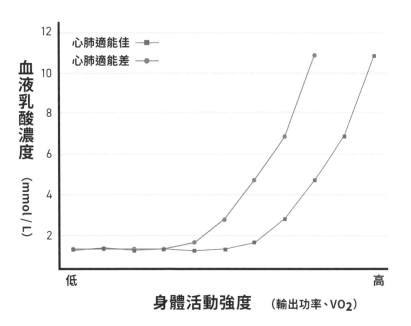

圖 1-8　乳酸堆積的程度會因為體況而不同

在相同的輸出功率，也就是相同的「絕對」活動強度下，心肺適能的好壞會影響血液乳酸濃度，心肺適能佳則乳酸濃度較低，心肺適能差則乳酸濃度較高，代表不同的「相對」活動強度。

　　高強度身體活動時所堆積的乳酸，大多在活動停止後幾十分鐘到數個小時內就會被清除，血液乳酸濃度即可恢復正常，在這段時間做點低強度活動當成動態恢復，可以加速乳酸清除，雖然差異可能不大。乳酸的清除速率和粒線體的氧化能力有關，乳酸堆積快、清除卻慢，代表粒線體的功能不良，會增加罹患慢性疾病和死亡的風險。

參考資料和延伸閱讀

The Science and Translation of Lactate Shuttle Theory
https://www.sciencedirect.com/science/article/pii/S1550413118301864

Beyond Mechanical Tension: A Review of Resistance Exercise-Induced Lactate Responses & Muscle Hypertrophy
https://www.mdpi.com/2411-5142/7/4/81

Biochemistry of exercise-induced metabolic acidosis
https://journals.physiology.org/doi/full/10.1152/ajpregu.00114.2004

Blood lactate clearance during active recovery after an intense running bout depends on the intensity of the active recovery
https://www.tandfonline.com/doi/full/10.1080/02640414.2010.481721

The role of lactate in cardiovascular diseases
https://biosignaling.biomedcentral.com/articles/10.1186/s12964-023-01350-7

第二區心率訓練

　　中強度連續訓練（MICT）和高強度間歇訓練（HIIT）會因為不同的訓練強度而產生偏向周邊（微血管、粒線體）或中樞（心臟、肺臟、血管）的生理適應，而採用金字塔式（低強度長時間＋高強度短時間）的訓練強度分布，就可以利用不同的強度搭配來得到高強度和低強度訓練的健康益處。MICT 能增加粒線體的數量和功能，改善能量基質的利用效率和代謝彈性，因此以 MICT 為基礎的金字塔式訓練，對於運動員、一般人和代謝問題的病患都非常重要。

　　MICT 是需要長時間的身體活動，也就是要累積足夠活動量，但是維持長時間的中強度活動可能會累積太多疲勞，不僅不適合一般人，

對於平時已經安排很多專項訓練的運動員，如果為了訓練耐力而再勉強加上 MICT，很可能會造成過度訓練。所以，要能改善有氧代謝能力，又不能累積太多疲勞，又要能促進恢復，就可以考慮低強度的「第二區心率訓練」（zone 2 heart rate training）。

身體活動時的強度可以依照最大心率的百分比分為 5 個區間。一般的有氧活動多是指心率達到第三區（70-80% 最大心率），而第四、第五區（80-100% 最大心率）則是進入無氧活動的範圍。不同的活動強度會產生不同的生理適應，重點不在於好壞，而是要如何安排。高強度活動只能維持短時間，低強度活動則要累積長時間，而中 – 高強度訓練過多過長，可能會導致過度訓練，並增加受傷風險。

Train slow to run fast

第二區心率訓練（低於 70% 最大心率）的低強度長時間是所有訓練的基礎，甚至耐力運動員會花上 80% 的訓練時間在第二區心率訓練。第二區心率訓練不但可以增進耐力運動表現和減少過度訓練風險，也可以改善代謝健康。

第二區心率訓練為什麼可以改善代謝健康？一切都跟粒線體有關，粒線體是細胞的能量工廠，可以氧化燃燒各種能量基質（碳水化合物、脂肪、蛋白質）來產生能量（也就是 ATP）。粒線體功能不良是造成胰島素阻抗的根本原因，也和各種慢性疾病（如心血管疾病、

糖尿病、代謝症候群、失智症、癌症等等）有關。尤其在新冠疫情大流行期間，粒線體功能更關係到免疫系統和恢復能力的好壞（詳見《大夫訓練 I》第 1 章、第 5 章）。

我們希望能增加粒線體的數量和功能，以及改善代謝彈性。代謝彈性指的是粒線體依據活動強度，切換氧化脂肪或葡萄糖當作能量來源的能力，心率低（低強度活動）時主要的能量來源應該是使用脂肪而不是葡萄糖，但是當粒線體功能不良，會在低強度活動時偏向使用葡萄糖而不是脂肪。活動時過於使用葡萄糖而不是脂肪當作能量來源，會容易產生過量的乳酸，而粒線體功能不良時的乳酸清除能力也很差，這樣會讓乳酸很快堆積，伴隨的氫離子會使得肌肉細胞酸化而造成疲勞（詳見《大夫訓練 I》第 1 章）。

第二區心率訓練的低強度，可以使活動時間累積更長，並且更有效率地使用脂肪當作能量來源，這樣可以保持肝醣的存量。第二區心率訓練也能加強粒線體氧化乳酸當作能量來源，進而改善乳酸清除能力。粒線體功能不良和缺乏代謝彈性，不但會影響到運動員的運動表現，也和一般人的慢性疾病風險相關。

要怎麼維持訓練強度在第二區心率？當然就是把身體活動時的心率控制在 70% 最大心率以下，或是自覺活動強度（RPE）保持在「輕鬆」的範圍（3／10 或 10／20），活動時講話需要稍微中斷喘口氣，大約就是在第二區。如果能毫不喘氣地輕鬆說話，大約是在第一區。如果喘到講沒幾句話或沒幾個字就會中斷，那就是在第三區以上。

　　第二區心率訓練需要花多少時間？身體活動指引建議，每星期至少要有 150-300 分鐘的中強度有氧活動。對於一般人，尤其是長期靜態生活和中老年人，用快走就能夠達到第二區心率以上，所以配合每天行走 7,000-10,000 步的活動量，就可以有足夠的第二區心率訓練時間。如果體況許可，每星期選 1-2 天在快走的最後做幾組衝刺，就可同時獲得高強度訓練的益處。

　　對於一般人而言，第二區心率訓練雖有「訓練」二個字，其實並不需要找個特定的時間或運動來訓練，重點是要增加日常生活的活動量，也就是非運動身體活動（non-exercise physical activity）。很多日常活動都有達到中強度，所以只要保持動態生活，累積足夠的活動時間，就有第二區心率訓練的效果。

參考資料和延伸閱讀 ─────────────────

Zone 2 Heart Rate Training For Longevity and Performance
https://www.howardluksmd.com/zone-2-hr-training-live-longer-less-injury/

極化訓練

長時間的低強度訓練（第二區心率訓練）搭配短時間的高強度訓練，其實就是耐力運動員極化訓練（polarized training）的概念。傳統的訓練方式，訓練量是依據強度遞減，呈現出金字塔型，而極化訓練的訓練量則是兩極分布，80% 在低強度，20% 在高強度。

不管是哪種訓練方式，極化訓練和金字塔訓練都著重於基礎有氧能力，也就是低強度訓練所占的比例最多，差異在於中強度和高強度訓練的比例不同。對於耐力運動員而言，兩種訓練方式各有利弊，哪種較佳其實因人而異，也會因為不同的訓練階段和訓練目標而有不同的效果。而且耐力運動員的訓練量極大，所以就算高強度訓練所占的相對比例不高，但是絕對訓練量還是比一般人要多得多。

極化訓練的目的是要用低強度訓練取得有氧能力的周邊適應，並且用高強度訓練取得心肺適能的中樞適應，至於不上不下的中強度訓練，相對來說就不是那麼的重要和必要，而且若是訓練過多，疲勞也會累積比較多，容易造成過度訓練。

對於一般人，尤其是體弱族群，如果體況不佳、恢復能力不好，更不要一開始就做太多中－高強度訓練，先從輕鬆的第二區心率訓練開始，將有氧基礎和恢復能力建立好之後，才逐漸增加活動強度。此外，既然是低強度訓練，就要有耐心累積足夠長的時間才能看到成果，如果一開始就拚命提高活動強度想獲得速效，反而會適得其反。

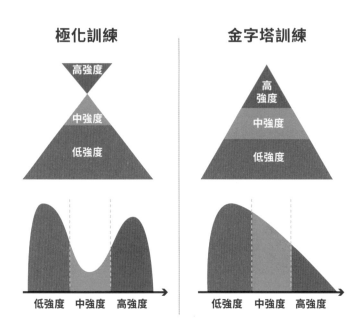

圖 1-9　極化訓練和金字塔訓練

傳統的訓練方式，訓練量是依據強度遞減，呈現出金字塔型，而極化訓練的訓練量則是兩極分布。不管是哪種訓練方式，極化訓練和金字塔訓練都著重於基礎有氧能力，也就是低強度訓練所占的比例最多，差異在於中強度和高強度訓練的比例不同。

參考資料和延伸閱讀

Polarized vs. Pyramidal Training —— Which is Better For Your Athletes?
https://www.trainingpeaks.com/coach-blog/polarized-pyramidal-training-which-is-better/

Polarized training for everyday runners
https://www.howardluksmd.com/polarized-training-for-everyday-runners/

點心式（高強度）運動能否取代低–中強度身體活動？

　　什麼是點心式運動（exercise snack）？用吃點心來代替運動嗎？還是邊運動邊吃點心？不是這樣的，點心式運動的意思是運動不用像吃正餐一樣固定時間，而是有空就做一下，如同吃點心一般。由於常有人抱怨沒有時間、沒有器材可以做運動，而點心式運動的概念，就是在一天之中，用數次短時間高強度活動來打破靜態生活，以達到改善代謝健康、避免慢性疾病的效果。

　　有篇研究針對缺乏身體活動的受試者，安排用登階或健身車做 3 次 20 秒的全力衝刺，每次衝刺前暖身 2 分鐘，衝刺後緩和 1 分鐘，這樣一回合總共約 10 分鐘，每隔 1-4 小時做 1 回合，一天做 3 回合，一星期做 3 天。

　　最後的研究結果，受試者的心肺適能的確都有提升。這種運動方式強調的是省時和有效，研究結果看起來似乎也是如此，但是在現實生活中真的是這樣嗎？

　　先從省時來看，做完 3 回合總共要花上 30 分鐘，但是實際上做過「真正」高強度活動的經驗就知道，活動完要恢復回神到能開始正常工作需要一些時間，短則 3-5 分鐘，長則 10 分鐘。所以跟每天花 30-60 分鐘來行走相比，總時間並沒有節省多少。

再來看效果，高強度活動可以增加心肺適能是無庸置疑，但是前面提過，不同的活動強度會產生不同的適應，高強度活動偏向心肺適能的中樞適應，而中強度活動則偏向粒線體功能的周邊適應。甚至如果要強化粒線體的脂肪代謝能力，最好用更低強度的第二區心率訓練。

如同阻力訓練，有氧訓練也會有初學者效應，對於缺乏活動的受試者，只要打破靜態生活開始增加身體活動，不管做什麼活動都會有效果。但是有效並不代表適合所有的族群，高強度活動還是建議先有基本的肌力和體能後再來做，會比較合適且安全。對於老化、肥胖、慢性疾病等等缺乏身體活動、靜態生活的體弱族群，一開始就挑戰高強度活動，會有以下 5 個問題。

1. 活動能力有限，可能達不到想要的高強度。
2. 高強度活動帶來的不適感，可能讓活動無法長期持續。
3. 活動產生的不良反應跟活動強度（心率高低）有關，高強度較容易發生。
4. 總活動量（時間）太少，可能無法產生長期的健康益處。
5. 恢復能力不足，容易累積疲勞而造成過度訓練或運動傷害。

我們必須避免靜態生活，利用短時間的活動可以中斷靜態生活，避免過長時間的久坐，例如每坐 30-60 分鐘就站起來動一動 5 分鐘，也可以做做簡單的阻力運動（徒手、壺鈴、彈力帶）或動態伸展，不用累也不用喘。對於體弱族群來說，這樣的活動方式應該會比高強度活動要來得合適和安全。

　　對於體力好肌力佳的健康族群，或是已有基本體能的體弱族群，適時適量地加入高強度活動是有益的，但這樣算是進階安排，不宜貿然從事，更無法完全取代低 – 中強度活動。

　　在這個強調速效的年代，連身體活動都必須要夠熱血、夠費勁，才能吸引大家的喜愛和關注，彷彿不夠累不夠喘就是浪費時間沒有效果。實情並非如此，不同的活動強度會產生不同的適應。Exercise is medicine（運動是良藥），要能夠針對不同的族群和體況，依據不同的目的和需求，開立合適的身體活動處方。

參考資料和延伸閱讀 ————————————————

exercise snacks: a novel strategy to improve cardiometabolic health
https://journals.lww.com/acsm-essr/Abstract/2022/01000/Exercise_Snacks__A_Novel_Strategy_to_Improve.5.aspx

同步訓練和
干擾效應

　　阻力訓練可以增強耐力的表現，但是長時間有氧訓練反而可能會妨礙肌力的進步。這就是肌力和耐力「同步訓練」（concurrent training）時可能會產生的「干擾效應」，或稱為訓練不相容性。

　　為什麼會這樣呢？這是因為身體會依照訓練時所受到的刺激類型去產生適應，而肌力和耐力運動需要不同的能量系統和不同的肌纖維類型。耐力運動需要的是增強肌肉組織的有氧能力，自然就不那麼需要大而有爆發力的快縮肌，反而需要小而有耐力的慢縮肌，如此才能促進能量基質和氧氣的運輸及利用，增強氧化代謝產生能量的能力。

在大約 20 年前的一項研究顯示，「有氧型」運動會引發分解代謝的細胞內信號傳導反應，而「阻力型」運動會引發合成代謝的細胞內信號傳導反應。這產生了「AMPK-AKT 開關」理論，有氧訓練會啟動 AMPK 路徑，使得肌肉蛋白質的分解大於合成，以及增加肌肉細胞內粒線體的數量和有氧代謝能力。阻力訓練則會啟動 AKT-mTOR 路徑，促進肌肉蛋白質的合成大於分解，因而增加肌肉量。任一個路徑的啟動都會抑制另一個，於是阻力訓練所促進的肌肉成長，就會被有氧訓練所抑制。

但是近期許多研究發現，結合了肌力和耐力的同步訓練似乎並不會如預期產生太多干擾效應，尤其是對於沒什麼訓練經驗的人，還可能同時得到兩者的益處。重點在於要注意總訓練量，如果總訓練量超過了能夠負荷的程度而無法恢復，累積的疲勞不但會影響到阻力訓練的效果，也會對身體造成負面的影響。

至於到什麼程度會超過負荷？必須考量每個人的體況和生活方式種種內外因素，包括營養、壓力、睡眠、訓練資歷和工作等等。如果總訓練量相對適中，就不必擔心同步訓練會產生干擾效應。如果訓練量過多，尤其是在飲食熱量攝取不足的情況下，那麼產生干擾效應甚至導致過度訓練的機會，就會增加。

在訓練的安排上，為了能夠有充足的恢復，最好將有氧和阻力訓練分隔開來，或是有氧訓練採用訓練量較少的 HIIT 和 SIT 方式，才能減少干擾效應發生。

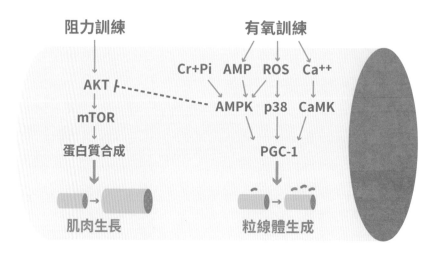

圖 1-10　同步訓練的干擾效應

根據「AMPK-AKT 開關」理論，有氧訓練會啟動 AMPK 路徑，增加肌肉細胞內粒線體的數量和功能，但也會使得肌肉蛋白質的分解大於合成，抑制阻力訓練所促進的肌肉成長 。

有氧訓練會使得肌纖維內的 AMP、肌酸（Cr）、磷酸根（Pi）、鈣離子（Ca^{++}）和活性氧物質（ROS）增加，而能量壓力（AMP）、代謝壓力（肌酸、磷酸根、鈣離子）和氧化壓力（活性氧物質）是促進粒線體生成和功能的主要因素。

參考資料和延伸閱讀

A Brief Review on Concurrent Training: From Laboratory to the Field
https://www.ncbi.nlm.nih.gov/pmc/articles/PMC6315763/

Development of Maximal Dynamic Strength During Concurrent Resistance and Endurance Training in Untrained, Moderately Trained, and Trained Individuals: A Systematic Review and Meta-analysis
https://link.springer.com/article/10.1007/s40279-021-01426-9

Research Spotlight: The interference effect is getting less scary by the day
https://www.strongerbyscience.com/research-spotlight-interference-effect/

CONCURRENT TRAINING: SCIENCE AND PRACTICAL APPLICATION
https://gcperformancetraining.com/gc-blog/concurrent-training

Interference effects
https://www.patreon.com/posts/interference-55172247

同步訓練（concurrent training）對心肺耐力的影響
http://www.epsport.net/epsport/week/show2020.asp?repno=325&page=4

同步訓練（concurrent training）對肌力的影響
http://www.epsport.net/epsport/week/show2020.asp?repno=326&page=4

由核糖體和粒線體的生成看起

　　肌肉會因應不同的訓練模式而產生不同的適應，一般相信，肌肉對於訓練模式的適應是很專一的。阻力訓練可以促進肌肉生長，而有氧訓練可以增加有氧代謝能力。早期的研究發現，肌力和耐力共同訓練時會產生干擾效應，也就是阻力訓練可以增強耐力的表現，而有氧訓練卻會妨礙肌力的進步。近期的研究又發現這種干擾效應似乎不一定會發生，除了細胞內信號的「AMPK-AKT 開關」理論，也有研究針對在核糖體和粒線體。

　　核糖體和粒線體是細胞內的兩種重要胞器，核糖體的功用是合成蛋白質，而粒線體的功用是產生能量。在細胞層級，阻力訓練可以增加核糖體的生成以合成蛋白質，而有氧訓練可以增加粒線體的生成以產生能量。有許多研究顯示，因應不同訓練模式所產生的核糖體和粒線體生成會互相競爭，這也就是肌力和耐力同步訓練時會產生干擾效應的可能原因。

以前的理論認為，細胞內 AMPK（促進粒線體生成）和 mTORC1（促進核糖體生成）的分子訊號是像開關切換一樣會互相抑制。但現在也有證據顯示，核糖體和粒線體是可以同時生成，AMPK 和 mTORC1 的交互作用比以往認為的要更加複雜，兩者是可能同時被活化。此外，還有一個 mTORC2 訊號可能和粒線體的生成有關，但目前仍沒有確切的結論，還需要更進一步的研究。

肌肉對於不同訓練模式的適應專一性，在有訓練經驗的人身上較為明顯。沒有訓練經驗的人不管是有氧或阻力訓練，都可以同時增加 AMPK 和 mTORC1 訊號，促進粒線體和核糖體的生成，同時增加肌力和耐力，這就是初學者效應。但是，對有訓練經驗的人來說，做有氧訓練會傾向於促進粒線體生成，而阻力訓練傾向於促進核糖體生成。也就是說，干擾效應在沒有訓練經驗的人身上較不明顯，而在有訓練經驗的人身上較為明顯。

干擾效應也可能受到許多因素所影響，例如有氧訓練的種類、頻率、時間，以及訓練的時機、哪一種訓練先做、兩種訓練的間隔、訓練間的營養補充等等，也就是有沒有足夠的休息和熱量攝取，讓身體可以在不同的訓練間恢復，以獲得良好的適應。

核糖體和粒線體的生成和維持都需要能量，不管分子訊號間有沒有互相抑制，干擾效應可能來自於肌肉細胞有沒有足夠的能量讓兩者同時生成和維持。由於生成核糖體需要粒線體提供能量，而生成粒線體需要核糖體合成蛋白質，兩者的生成應該是非常緊密的交互作用。

　　不同的訓練模式可以同時生成核糖體和粒線體，尤其是「阻力訓練」。不管有沒有訓練經驗，阻力訓練都可以同時促進體內核糖體和粒線體生成。但有氧訓練主要是促進粒線體的生成，只有在沒有訓練經驗的人身上能夠促進些許的核糖體生成。**所以阻力訓練可以同時增強肌肉生長和有氧能力，而有氧訓練除了對沒有訓練經驗的人可以有點肌肉生長的初學者效應，主要就只能增強有氧能力。**

　　如果想同時增強肌肉生長和有氧能力，的確可以安排同步訓練。但請注意，要有適當的課表安排，合理的訓練量管制，以及足夠的營養補給和恢復，不然可能會導致干擾效應和過度訓練，不但得不到訓練的效果，反而還會造成負面的影響。最好是能夠將阻力和有氧訓練安排在不同日，如果只能在同一日，則間隔要久一點，例如一早做有氧或阻力訓練，傍晚再做另一種。如果必須接續著做，則先做阻力再練有氧。對於體弱族群，在考量訓練效益、營養補給和恢復能力之下，維持動態生活之餘，可以先只做阻力訓練。

參考資料和延伸閱讀 ─────────

Skeletal Muscle Ribosome and Mitochondrial Biogenesis in Response to Different Exercise Training Modalities
https://www.frontiersin.org/articles/10.3389/fphys.2021.725866/full

Concurrent exercise training: do opposites distract?
https://www.ncbi.nlm.nih.gov/pmc/articles/PMC5407958/

第二區心率訓練和干擾效應

有氧訓練會對阻力訓練產生干擾效應，從分子訊號到肌纖維類型都有許多理論支持，目前認為可能是總訓練量太大，因此有氧訓練所累積的疲勞會妨礙阻力訓練所產生的適應。而且不只有氧對阻力訓練，連阻力對阻力訓練也會產生干擾效應，舉例來說，阻力訓練時，先做動作所累積的疲勞，會妨礙後做動作的適應。但是這些都可以透過訓練課表的安排來加以減少或避免，所以重點不在於會不會干擾，而是訓練量有沒有辦法承受和恢復。干擾效應對於一般人或初學者較不重要，但是對於最大肌力、爆發力的運動員，或活動耐受性不良、恢復能力不佳的體弱族群，在訓練課表的安排上就需要特別注意。

有氧訓練能夠增強有氧能力，而低強度的第二區心率訓練刻意將活動強度壓在 LT1 之下，也就是 70% 最大心率以下，這樣的低強度不易累積疲勞，屬於恢復型訓練，自然不會對阻力訓練產生干擾效應。而且非但不會產生干擾效應，第二區心率訓練可以改善粒線體的氧化代謝功能，避免靜態生活所產生的「運動阻抗」，能夠促進阻力訓練後的恢復，有助於肌肉的生長和維持。

耐力運動員的訓練課表可能有將近 80% 都是低強度。對於一般人，第二區心率訓練可以有效改善粒線體功能和代謝彈性，促進健康和預防慢性疾病，但常常因為低強度沒什麼明顯運動的感覺而被忽視。其實第二區心率訓練並不一定要挑時間特地去運動，第二區心率訓練的心率在一般日常的身體活動中就能夠達到，也就是「非運動身

體活動」，不被視為運動，卻是身體活動中最基礎的部分。因為是低強度，所以需要累積長時間，因此最好能夠融入日常之中，盡量維持動態生活，每天至少有 1-2 小時的身體活動。每坐 30-60 分鐘就站起來活動 5 分鐘，一天下來也能累積幾十分鐘的活動時間。加上交通時盡量多靠步行，家事、打掃、園藝也能算入其中，這樣自然而然就有足夠的身體活動，而不需要再花太多時間額外做第二區心率訓練。

研究顯示，比起坐著、躺著完全不動，在高強度活動之後接著低強度活動也可以促進些許恢復，這就是「動態恢復」。這是因為低強度的身體活動可以促進循環和代謝，比較容易清除掉高強度活動時所累積的代謝廢物。但是記得要保持在夠低的強度，不要超過第二區心率（60-70% 最大心率），甚至維持在第一區心率（50-60% 最大心率）就夠了，時間也不用太久，大約 15-30 分鐘左右就可以達到動態恢復的效果。強度過高、時間過長，不但無法促進恢復，反而可能會累積更多的疲勞。

「動態恢復」也符合避免「運動阻抗」的概念。大量而集中的特定運動之後，如果接著缺乏身體活動的靜態生活方式，不僅會影響到運動後的恢復，也會減少運動對於健康的益處。所以，除了特定運動，也要能有足夠低強度身體活動的動態生活。

參考資料和延伸閱讀

Effect of Rest Method on Fatigue Related Factors and Performance after Submaximal Exercise
https://sciresol.s3.us-east-2.amazonaws.com/IJST/Articles/2015/Issue-Supplementary-1/Article63.pdf

Active recovery
https://www.patreon.com/posts/active-recovery-75861615

阻力訓練優先於有氧訓練

　　心肺適能的好壞與許多疾病的發生率和死亡率相關，我們希望能多增加身體活動和養成規律的運動習慣，如此才能改善心肺適能和促進身體健康，減少各種疾病的發生率和死亡率。

　　常有些爭論是關於阻力訓練和有氧訓練何者優先，主張先做有氧訓練的人會說：「你的身體那麼虛，動沒幾下就會喘，要怎麼做阻力訓練？」主張先做阻力訓練的人則說：「你的身體那麼弱，走沒幾步就沒力，要怎麼做有氧訓練？」更有人會說：「小孩子才做選擇，阻力和有氧都要練。」**對於體弱的族群，一開始不管做什麼訓練，阻力即有氧，有氧即阻力，都可以做，都有效果。**

阻力訓練初期的低強度高反覆，就帶有有氧訓練的成分。有氧訓練初期覺得很費力，這也帶有阻力訓練的成分。所以對於體弱族群，就算只做阻力或是有氧訓練，肌力和心肺適能都能同時提升，這就是「初學者效應」。重點是，過了初學者效應之後，該往哪個方向走。

有氧訓練對於增進心肺適能，以及預防和改善慢性疾病的效果毋庸置疑，有氧訓練雖然對於健康大有益處，先決條件是「要有能力」從事有氧訓練。大家不要覺得不可思議，不管是自己覺得沒有力氣、容易累、不想動，還是真的肌力減退到想動也不能動，**足夠的肌力就是維持身體活動和從事有氧訓練的重要因素**。

大家不要以為只要從事耐力運動就可以一直維持活動能力，許多人在青壯年的時候都有跑步、騎自行車等等的運動習慣，隨著年紀漸長，就會覺得動起來越來越吃力，越來越容易累，而且運動後的恢復也越來越慢。耐力運動看似緩和簡單，但是因為運動時間較長、反覆動作較多，如果沒有正確的動作技術和足夠的肌力保護，常常會因此而產生運動傷害，從傷後間斷休息，到不得不放棄原本喜愛的耐力運動，最終陷入了活動量越來越少、身體越來越虛弱的惡性循環。

阻力訓練恰恰可以打破這個惡性循環，所以在進行耐力運動之前，最好能先培養足夠的肌力和組織耐受度，改善動作模式和活動能力，如此才能保護關節和軟組織，減少運動傷害的發生。強調阻力訓練並不是要排斥耐力運動，而是在有足夠的肌力之下，才可以安全且隨心所欲地繼續從事所喜愛的各種運動。

參考資料和延伸閱讀 ─────────────

CrossFit®: Injury prevalence and main risk factors
https://www.clinicsjournal.com/en-crossfit-injury-prevalence-main-risk-articulo-S1807593222007426

The effectiveness of exercise interventions to prevent sports injuries: a systematic review and meta-analysis of andomized controlled trials
https://bjsm.bmj.com/content/48/11/871

阻力訓練能增強有氧能力

越來越多的身體活動指引都建議，老年、肥胖、慢性疾病等等的體弱族群，應該先由阻力訓練為主的活動開始，可以同時達到增強肌力和體能，並且具有預防和改善慢性疾病的效果，這背後的根據和原理是什麼？

一切都是從粒線體開始，粒線體的功能不良，尤其脂肪氧化能力不佳時會使代謝彈性變差，是導致胰島素阻抗的最主要因素，會引發代謝症候群、糖尿病、心血管疾病，也和失智症、癌症等等疾病相關，最終造成老化的衰弱和失能。

所以要怎麼樣改善粒線體的功能和代謝彈性？靠的就是足夠的低強度身體活動，也就是「第二區心率訓練」，低強度身體活動可以長時間使脂肪氧化作用維持在最大區間，來達到增進粒線體脂肪氧化能力的效果。第二區心率訓練的特性就是「輕鬆」的低強度，就算你有

體力可以做到更喘更累，也千萬不要那麼做。請記得，不同的強度會產生不同的適應，並且需要不同的恢復，而第二區心率訓練所具備的輕鬆好恢復，正是增強粒線體功能最好的強度區間。

身體活動時的能量需求，可以用絕對活動強度「代謝當量」（MET）來估算，中強度活動的定義是在 3-6 METs，對一般人而言，大約在第二、三區心率的範圍之間。但是相同的絕對強度，會因為每個人的體況差異，而有不同的心率反應和自覺活動強度。對於體能較差的人，也許 3-6 METs 的中強度活動就可以讓心率超過第三區，那就要將活動強度調降到第二區心率，以免過度負荷。對於體能較好的人，也許 3-6 METs 的中強度活動只會讓心率到達第一區，但也不要調升活動強度，因為第二區心率（LT1）是限制而不是目標，就算能輕鬆應付這樣的強度，身體活動所產生的能量負荷還是負荷，調升活動強度就失去了第二區心率訓練輕鬆低強度的特性和目的。

這和阻力訓練有什麼關係呢？有氧活動的效果，是因為活動時的能量需求會產生代謝壓力，讓身體向上適應，身體不會管你用什麼器材、做什麼活動，只會設法滿足能量的需求。之前建議第二區心率訓練的身體活動可以選擇步行，活動強度約在 3-5 METs，而阻力訓練的「有氧」活動強度也約在 3-6 METs。為什麼要特別強調「有氧」？因為阻力訓練原本的強度是看阻力大小，但有氧則是要看能量需求。

阻力訓練如果是用一般組間休息 3-5 分鐘的課表慢慢做，強度大約是 5 METs，心率約在第一、二區，就是很典型的第二區心率訓練。

就算阻力大小是 5RM 以上的高強度，但是以能量需求來看，就符合第二區心率訓練的低強度。所以阻力訓練具有第二區心率訓練可以改善粒線體脂肪氧化能力的效果。但是像 Crossfit 那種類似 HIIT 的安排，當然活動強度就更高，也需要有更佳的體能和技巧才適合從事，就不符合第二區心率訓練的目的，而是另一種的刺激和適應。

看到這邊大家一定一頭霧水。阻力訓練，尤其是爆發動作，短時間內的大量能量需求，應該是靠磷酸系統和無氧糖解系統，怎麼會和脂肪氧化能力有關？是的，阻力訓練進行動作當下的那幾秒到幾十秒，的確是靠磷酸系統和無氧糖解系統來提供能量，但是不要忘了，在休息時間是靠有氧系統，一來恢復磷酸系統，再者清除無氧糖解系統所產生的乳酸和其他代謝廢物。阻力訓練時的休息時間通常比實際動作時間更多，而阻力訓練的燃脂程度，甚至可能比相同時間的有氧活動還要更多。

越來越多的研究顯示，高強度阻力訓練也有增加粒線體生成和改善粒線體功能的效果，尤其是對於老年、肥胖、慢性疾病等等粒線體功能不良、缺乏身體活動的體弱族群，**阻力訓練不但能增強肌力和骨質，還能改善粒線體的功能。這樣的「雙效」特性，是光做有氧訓練所達不到的。**更不用說那些長期靜態生活的「亞健康」和體弱族群，因為心肺適能太差，常常隨便動一動就會使得乳酸堆積、心率飆高，如果做起阻力訓練，甚至也可以收到「高強度有氧訓練」的效果。

用阻力訓練取代一部分有氧活動，或當作給體弱族群的「初始」

介入，這樣做有極大的優點。由於肌力的限制，所以不太會因為一時的熱血，就把活動的有氧強度衝太高，或讓活動的時間維持太久。因為這類體弱族群不但肌力和體能不佳，恢復能力也有限，一開始衝過頭累積過多的疲勞和能量負荷，反而可能會產生負面的效果。

阻力訓練可以在足夠的阻力強度和輕鬆的有氧強度下（高強度、低反覆），累積較少的疲勞和負荷，使肌力和體能同時進步。當然這只是「初始」，一旦有了基礎的肌力和體能，就能夠根據體況和需求，來安排更進階的訓練，最後可以行有餘力地從事喜愛的活動和運動。

阻力訓練的能量需求雖然不高，只能算是低－中強度的有氧活動，但是因為肌力的限制，沒辦法一次練太久，而且肌肉對於力學張力的刺激需要時間恢復，所以高強度阻力訓練並不適合天天做。因此，光靠阻力訓練，並無法達到足夠長時間低強度身體活動的要求，所以除了每星期 2 次的阻力訓練，另外也需要每天有相當於 7,000-10,000 步的活動量。

垃圾訓練量

既然阻力訓練相當於低－中強度的有氧活動，如果你不想要從事其他的身體活動或耐力運動，阻力訓練可以天天做嗎？可以，除了每星期 1-2 次的高強度阻力訓練，其餘的日子可以用低強度阻力訓練來維持身體活動，輕鬆地累積高反覆次數，不要做到累，也不要做到沒

力，保持一種沒在練什麼的感覺，其實就是在訓練肌肉的有氧代謝和恢復能力，也同時具有「grease the groove」精進動作技巧的效果，有助於高強度訓練的向上適應。

如果在高強度訓練之外，仍維持著缺乏身體活動的靜態生活，會降低身體的代謝功能，產生「運動阻抗」，妨礙訓練後的適應。而低強度阻力訓練感覺沒用什麼力氣，練完也不怎麼累，似乎沒什麼用處，常常被認為是「垃圾訓練量」，但是這種垃圾訓練量正是增加身體活動和促進訓練恢復的好方法，所以垃圾訓練量一點都不垃圾，甚至有點石成金的效果。

Grease the groove（動作神經刻蝕訓練法）

這是壺鈴教練帕維爾・塔索林（Pavel Tsatsouline）所提出的理論，認為利用低強度高頻率（不是高反覆）的輕鬆動作練習，可以加強神經和肌肉的聯結，增進運動表現。

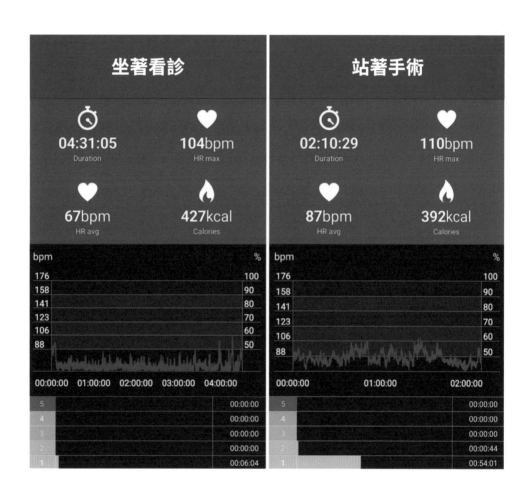

圖 1-11-1 以 70 公斤體重的成人為例,坐式工作(坐著看診)的心率區間大多不到第一區,代謝當量約 1.35 METs。久坐是慢性自殺,與許多慢性疾病和死亡率密切相關(圖左)。

站立工作(站著手術)的心率區間有部分到第一區,代謝當量約 2.6 METs(圖右)。

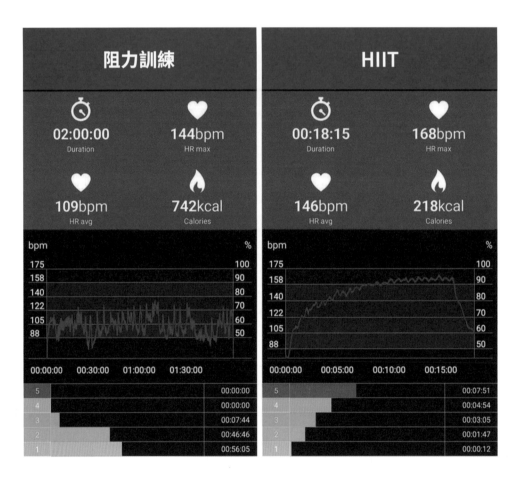

圖 1-11-2 阻力訓練時的心率區間大部分在第一區或第二區,代謝當量約為 5.3 METs,所以有第二區心率訓練和中強度有氧訓練的效果(圖左)。

高強度間歇訓練(HIIT)的心率區間可以衝到第五區,代謝當量約為 10.3 METs,在體況許可下可以適當安排。HIIT 是短時間高強度運動搭配休息間隔的訓練方式,調整運動和休息的時間比例可以產生不同的適應效果(圖右)。

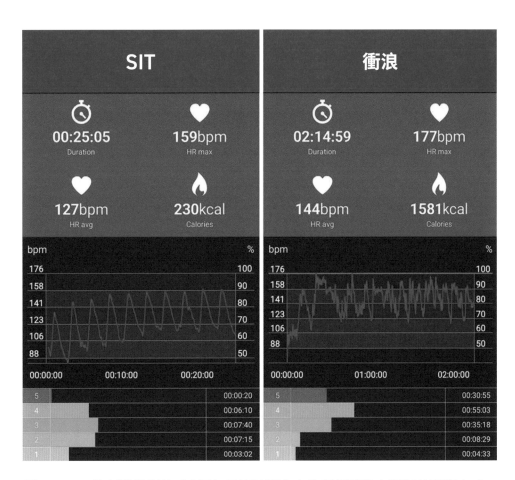

圖 **1-11-3** 　衝刺間歇訓練（SIT）是短時間全力衝刺搭配休息間隔的訓練方式，一般為 30 秒衝刺接著 3-5 分鐘休息，衝刺間要有足夠的休息恢復，衝刺時才能火力全開（all-out）。因為衝刺時間較短，心率上升來不及跟上，所以無法由心率來準確反應運動強度和消耗能量（圖左）。

專項運動（衝浪）的運動強度會因為激烈和努力程度而異，在幹大浪時，需要不停的划水和越浪才能抵抗海浪的力量，心率區間可以衝到第四／第五區，代謝當量可以達到 10 METs，已經和 HIIT 不相上下，如果平時沒有適當的訓練，將無法應付這樣的浪況（圖右）。

* 以上心率圖使用 Polar OH1+ 心率帶和 Polar Beat 程式測量。

參考資料和延伸閱讀

Impact of Resistance Training on Skeletal Muscle Mitochondrial Biogenesis, Content, and Function
https://www.frontiersin.org/articles/10.3389/fphys.2017.00713/full

Assessment of Metabolic Flexibility by Means of Measuring Blood Lactate, Fat, and Carbohydrate Oxidation Responses to Exercise in Professional Endurance Athletes and Less-Fit Individuals
https://escholarship.org/content/qt5cz1v976/qt5cz1v976.pdf

The Health Benefits of Resistance Exercise: Beyond Hypertrophy and Big Weights
https://journals.lww.com/acsm-esm/fulltext/2023/01000/the_health_benefits_of_resistance_exercise__beyond.2.aspx

Resistance Training is Medicine Effects of Strength Training on Health
https://journals.lww.com/acsm-csmr/fulltext/2012/07000/resistance_training_is_medicine__effects_of.13.aspx

The Coming of Age of Resistance Exercise as a Primary Form of Exercise for Health
https://journals.lww.com/acsm-healthfitness/fulltext/2023/11000/the_coming_of_age_of_resistance_exercise_as_a.7.aspx

勞動工作 vs. 休閒活動

　　足夠的身體活動是影響健康最重要的因素之一，已有許多研究證實，生理和心理上的問題都可以經由增加身體活動來獲得改善。但是，對於勞動工作者，舉凡工廠、農業、清潔、建築、醫護等等從業人員，每天上班工作都有長時間的身體活動，這些人的健康狀況照理來說，應該會很好吧？

　　根據許多研究顯示，勞動工作會增加總死亡率、心血管疾病、過度使用傷害和某些癌症的風險，所以勞動工作會減少壽命，也會增加肌肉骨骼系統的疼痛和退化。在勞動工作期間，心率會升高，也會增加發炎反應，而長時間的心率升高和發炎反應是心血管疾病和粥狀動脈硬化（artherosclerosis）的重要危險因子。力學負荷已經被認為是導致過度使用職業傷害的關鍵因素。沉重負荷和反覆動作都會對肌肉骨骼系統造成影響，並且可能導致關節炎和肌腱病變，因此工作時要有短暫休息或降低工作強度，對於減少過度使用傷害非常重要。

工作上的勞累可能是許多人在下班後，不願意再進行任何類型身體活動和運動訓練的原因，但是勞動並不能依照體況來調整強度、頻率和活動量，以獲得維持身體健康所需的肌力和體能。而休閒時的身體活動可以經由多種機制降低發炎反應，改善血管內皮功能和胰島素敏感性，以及抗氧化作用。

很多勞動工作者認為他們已經在工作時動很多了，所以平時不需要再增加額外的身體活動，但是勞動跟一般的身體活動和運動訓練是不一樣的。我們當然能夠了解為了生活，工作上總有些不得已，而換工作更是幾乎不可能，受限於體力的限制，也很難在辛苦工作後再從事運動或訓練。不過，在工作中還是可以做一些改變，來減少勞動對於健康所造成的不良影響。這些改變策略包括：

1. 學習正確安全的姿勢和動作來減少組織的不當負荷。
2. 減少一整天的工作量和強度。
3. 在高強度工作中穿插低強度或休息間隔。
4. 使用器械、工具來避免身體過度負荷。
5. **經由訓練來增加肌力和體能以符合工作的需求。**

很多人在一天的辛勤勞動之後，下班回家就癱著休息，這種太過極端的身體活動模式，其實會對健康造成負面的影響。勞動時要適度地休息，而休息時要適度地活動。要留意「運動阻抗」的作用，如果在特定勞動／運動之外的其他時間仍然維持著靜態生活，就可能會抵消掉大部分身體活動的益處。

參考資料和延伸閱讀 ────────

I'm active enough in my job.' Why is occupational physical activity not enough?
https://bjsm.bmj.com/content/56/16/897

勞動對於骨質的影響

　　一般而言，身體活動被認為有益於骨骼健康，因為這些活動可以增加骨質，有助於預防老化時的骨質流失，然而長時間、高反覆的活動可能反而會導致不良的後果。骨細胞（osteocyte）是骨骼中主要的力學感應細胞，可以調節造骨細胞（osteoblast）和蝕骨細胞（osteoclast）之間相反功能的平衡，所以力學負荷的效應可以導致骨質增生（合成代謝作用）或骨質流失（分解代謝作用）（詳見《大夫訓練 I》第 2 章）。

　　與休閒活動不同，職業相關的勞動通常不會對身體產生益處，甚至可能有害。因為勞動通常是在不良的姿勢和動作下進行長時間、高反覆的身體活動，容易造成肌肉骨骼系統的損傷。研究顯示，勞動會增加全身和局部的發炎反應，增加的發炎細胞因子會促進蝕骨細胞活性和骨質吸收，引起骨質流失。

　　骨骼會因應外來的應力而調整強度，因此身體活動通常會增加骨骼對於負荷的適應性，但是如果負荷過高過多，以至於骨骼來不及自

我修復，則損傷就會在骨骼中累積，進而增加骨折風險，就如同造成肌肉骨骼系統中其他軟組織損傷的原因一樣。適度的損傷和發炎反應可以促進組織的修復和重塑，產生向上適應的效果，但是過度的損傷和發炎反應，如果超過了組織的恢復能力，反而會造成傷害。

參考資料和延伸閱讀

Occupational Activities: Factors That Tip the Balance From Bone Accrual to Bone Loss
https://journals.lww.com/acsm-essr/fulltext/2020/04000/occupational_activities__factors_that_tip_the.2.aspx

勞動者更需要高強度阻力訓練

一定有人會說，平常工作時的勞動已經很累了，事情都忙不完，哪有時間和精力再去增加身體活動和運動訓練？的確，比起靜態生活，勞動工作族群平常的活動量已經很大，所以面對的並不是活動量不足，而是其他的問題。

身體活動過多會累積疲勞，而且與休閒時的娛樂活動不同，在壓力之下的勞動反而會增加身體的發炎反應，這時必須要靠足夠的休息和營養才能恢復。偏偏工作就是那麼多，更不可能想不做就不做，因此必須要加強組織耐受度，才可以避免長時間過度反覆動作所造成的勞損。

　　要怎麼加強組織耐受度？就是要靠高強度阻力訓練。高強度低反覆的阻力訓練能夠增加結締組織的勁度（stiffness），而且產生的疲勞並不多。如果選錯訓練方式，做了低強度高反覆的訓練，反而會造成結締組織的潛變（creep）和裂隙（crack），因而降低組織耐受度，並且會累積更多的疲勞，也更不容易恢復，就更可能造成受傷和疼痛。

　　如果在日常生活和工作中已經累積太多低強度疲勞，就不適合再從事太多低強度活動，而是應該補足高強度的部分。高強度阻力訓練能增加組織耐受度，低能量代謝壓力的特性又不會使身體增加太多負荷，是勞動工作者預防工作傷害、促進身體健康的最好訓練選擇。只要每個星期 1-2 次，上、下肢在推、拉動作各選一種來練，這樣總共 4 個動作，再配上保留次數的方法，省時、不累、又有效，所以勞動工作者其實更需要高強度的阻力訓練，對於高訓練量的耐力運動員也是如此。

參考資料和延伸閱讀 ————————————

Physical activity paradox: could inflammation be a key factor?
https://bjsm.bmj.com/content/56/21/1224

Effects of Increased Loading on In Vivo Tendon Properties: A Systematic Review
https://www.ncbi.nlm.nih.gov/pmc/articles/PMC4535734/

Mechanics of tendon, from an engineering perspective
https://www.sciencedirect.com/science/article/abs/pii/S0142112306002817

Tendon stiffness
https://www.patreon.com/posts/tendon-stiffness-54823404

第 2 章

認識阻力訓練

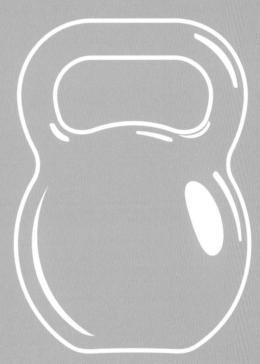

　　阻力訓練是什麼？為什麼需要阻力訓練？尤其是高強度的阻力訓練？阻力訓練可以促進肌力、骨質和神經系統的向上適應，但不是隨便做做就會有長期持續的效果。「正確」的阻力訓練需要超過「強度閾值」，而且還要依照進步的程度做到「漸進式超負荷」。高強度阻力訓練可以直接徵召到大量的運動單位，有較好的訓練效果，而且累積較少的疲勞，特別適合恢復能力不足的體弱族群。肌力是所有身體素質的基礎，先有良好的肌力，才能有效的發揮和訓練其他身體素質。

阻力訓練是什麼？

　　阻力訓練就是利用對抗阻力的動作來刺激肌力和肌肉量的增加，所以阻力訓練又稱為「肌力訓練」，而最常用的阻力就是重量，所以也稱為「重量訓練」。阻力訓練為什麼可以增進肌力和肌肉量？**主要是靠力學張力、肌纖維損傷和代謝壓力這三種因素的刺激，其中最重要的就是力學張力**，這也是為什麼一直強調高強度的重要性。

　　只要能製造阻力來刺激肌力和肌肉量增長，都可以當作阻力訓練的工具。例如彈力繩／帶、藥球、健身機械、滑輪拉索、自身體重、懸吊系統、槓鈴、啞鈴、壺鈴、棒鈴等等，甚至是日常生活中的重物，都可以拿來訓練。而阻力訓練也不只能訓練到肌力和肌肉量，對於骨質和神經系統，也有向上提升的效果。

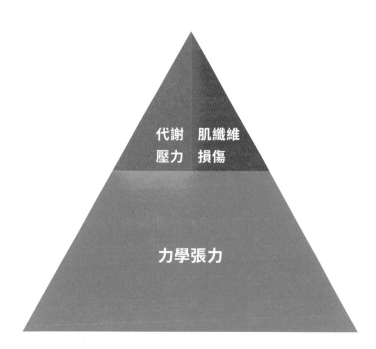

圖 2-1　增進肌力和肌肉量的三種因素

增進肌力和肌肉量的機制，主要是靠力學張力、肌纖維損傷和代謝壓力三種因素的刺激，其中最重要的就是力學張力，這也是為什麼一直強調高強度的重要性。

訓練動作的選擇也非常多樣，只要能讓肌肉收縮用力的動作，都算是阻力訓練。肌肉收縮不只是肌肉的長度縮短，分有離心、等長、向心三種收縮模式，這三種模式各有其訓練目的、時機和優缺點。選擇具有較大負荷潛力的多關節、大肌群動作，訓練效益會比較高，但這些動作又不能太過複雜，複雜的動作會減少中樞神經系統對於運動單位（motor unit）的徵召，變成只是在訓練動作技巧，而無法增加太多阻力來訓練肌力。常見的訓練動作有上肢推（如伏地挺身），上肢拉（如引體向上），下肢推（如背蹲），下肢拉（如硬舉）。

運動單位

運動神經元的軸突末端會有許多分枝，每一分枝都會和一條肌纖維相連接，所以一個運動神經元可支配許多條肌纖維，稱為一個運動單位。

阻力訓練不只局限在使用槓鈴和健力三項動作，而是要能夠依據每個人的程度和目的，選擇適合的工具、阻力和動作。不變的原則在於，如果想要達到肌力和肌肉量增長最好的效果，就必須使用高強度阻力、適當速度，加上完整動作幅度，才能讓肌纖維充分得到力學張力的刺激。

對於初學者，也許彈力帶、小啞鈴或自身體重，就能夠提供足夠的阻力，但是隨著肌力慢慢進步，就必須要逐漸增加負荷，才能達到「漸進式超負荷，超負荷超補償」的效果。訓練安排上，除了要考量使用器材、動作選擇和阻力大小，還有許多的變項，包括訓練量（組數、反覆次數）、休息間隔、訓練頻率等等，如此就能設計出一張完整的訓練課表。

類似於高強度慢速度的阻力訓練，輕負荷快速度的爆發力訓練也是要用盡全力。但是肌肉收縮的速度越快，所能產生的最大肌力就會越小，這是因為沒有足夠的時間讓肌絲（filament）之間形成更多的橫橋（cross bridge）連結，以至於無法產生更大的收縮力量。

　　所以在輕負荷的爆發力訓練時，肌纖維承受的力學張力較小且在張力下時間較短，自然對於肌力和肌肉量增長的效果就不如高強度慢速度的阻力訓練。

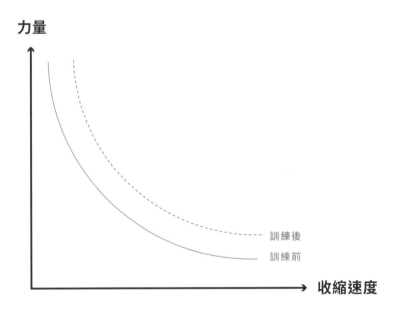

圖2-2　力量-速度曲線

由於肌絲之間形成橫橋連結需要時間，所以肌肉的收縮速度越快，則所發出的力量就小，反過來說，肌肉要發出越大的力量時，收縮速度就會越慢。但是經過適當的訓練之後，曲線會往右側移動，也就是肌肉在相同的收縮速度下，可以發出較大的力量，或是肌肉在發出相同的力量下，可以有較快的收縮速度。

爆發力訓練也是阻力訓練的一環，訓練神經系統在短時間內最大化運動單位徵召的能力，任何可以拿來當作阻力訓練的工具和方式都可以使用，只是以不同的阻力和不同的速度來訓練。而且爆發力是基於最大肌力，所以隨著肌力增長，爆發力也可以隨之進步。可以先練肌力達到一定程度，再依據需求加入爆發力訓練，會有更好的效果，也較不容易受傷。

槓鈴可以由輕而重，微調增加到非常大的重量，以至於阻力和爆發力訓練到最後，幾乎不可避免地要使用「槓鈴訓練」。槓鈴在調節和增加負荷上的優勢是其他訓練工具所難以比擬，而其他的工具則可以當成輔助或因時因地制宜的訓練方式。

參考資料和延伸閱讀

A New Definition for Strength Training
https://startingstrength.com/article/a-new-definition-for-strength-training

Maximizing Muscle Hypertrophy: A Systematic Review of Advanced Resistance Training Techniques and Methods
https://www.ncbi.nlm.nih.gov/pmc/articles/PMC6950543/

Resistance Training Variables for Optimization of Muscle Hypertrophy: An Umbrella Review
https://www.ncbi.nlm.nih.gov/pmc/articles/PMC9302196/

American College of Sports Medicine position stand. Progression models in resistance training for healthy adults
https://tourniquets.org/wp-content/uploads/PDFs/ACSM-Progression-models-in-resistance-training-for-healthy-adults-2009.pdf

Force-Velocity Curve
https://www.scienceforsport.com/force-velocity-curve/

肌肉的記憶效應

骨骼肌的一條肌纖維就是一個多核的肌肉細胞，也是我們身體中最大的細胞。單條肌纖維可能很大，長度可達 60 公分（如縫匠肌），並包含數百個細胞核。長期以來一直認為，細胞核的數量是對應於肌肉細胞的大小，也就是肌纖維生長或萎縮時，細胞核的數量會隨之增減變化。當肌纖維受到刺激而生長時，會經由幹細胞（衛星細胞）增加細胞核的數量，來幫助肌肉細胞的蛋白質合成。但是目前的研究顯示，肌纖維因為刺激減少而造成萎縮甚至分解時，這些增加的細胞核似乎並不會減少，所以當肌肉再度受到刺激後，肌肉生長的速度會比之前更快更容易，這種現象就是肌肉的「記憶效應」。外在的環境刺激會影響到 DNA 的表現，稱為「表觀遺傳」，除了維持細胞核數量，肌肉細胞可能也受到表觀遺傳的調控，等到再次接受刺激時，就能夠快速產生反應而生長。

骨骼肌是人體最大的組織，具有很強的可塑性，肌力和肌肉量可以因應外在影響而產生很大的變化。經過阻力訓練的刺激之後，肌肉會生長，一旦飢餓、受傷和患病（感染、癌症、心臟衰竭、糖尿病、腎衰竭等等），肌肉會萎縮。**肌肉萎縮和肌力下降會對健康造成不良的影響，是老年人衰弱和失能的主要原因**，會增加跌倒、骨折的風險和總死亡率。肌肉的生長潛力、生理功能和再生能力，都會隨著年齡的增加而下降，所以在年輕荷爾蒙分泌旺盛和幹細胞數量較多的時候，訓練肌肉以「儲蓄」細胞核，以及「啟動」促進肌肉生長的表觀遺傳，對於避免老化時的肌肉萎縮和衰弱，會有極大幫助。

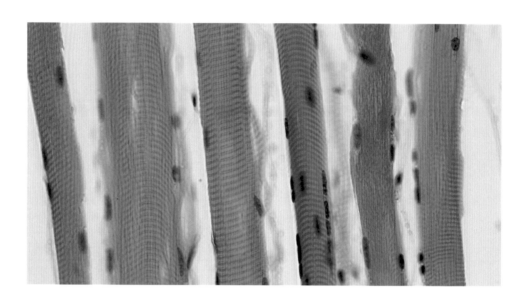

圖 2-3　認識骨骼肌細胞

骨骼肌的一條肌纖維就是一個多核的肌肉細胞，也是我們身體中最大的細胞，包含數百個細胞核。肌纖維內的微結構由肌動蛋白（actin）、肌凝蛋白（myosin）交錯組成，連結在 Z 線（Z line）上形成肌節（sacromere），是肌肉收縮的最小功能單位。許多肌節再連接成肌原纖維（myofibril），許多肌原纖維再合成肌纖維，在顯微鏡下呈現橫紋狀，所以骨骼肌又稱為橫紋肌。肌肉收縮時，肌動蛋白和肌凝蛋白之間會形成橫橋連結，再經由 ATP 釋放能量讓兩者互相滑動，因此產生力量，這就是「肌絲滑動理論」（sliding filament theory）。

參考資料和延伸閱讀

Skeletal Muscles Do Not Undergo Apoptosis During Either Atrophy or Programmed Cell Death-Revisiting the Myonuclear Domain Hypothesis
https://www.frontiersin.org/articles/10.3389/fphys.2018.01887/full

Human Skeletal Muscle Possesses an Epigenetic Memory of Hypertrophy
https://www.nature.com/articles/s41598-018-20287-3

骨骼適應

　　骨骼雖然看似堅硬沒有生命，實際上卻是活生生的組織，每天不停地由蝕骨細胞分解舊的骨質，由造骨細胞形成新的骨質，構成骨骼的新陳代謝。自 19 世紀以來，人們就一直在研究力學負荷對於骨骼的影響，解剖學家和骨科醫師 Julius Wolff 基於解剖學研究，發現骨骼在高應力區域的骨質較高，在低應力區域的骨質較低，因而假設骨骼會因應力學環境而產生適應，這一原理現在稱為「Wolff's 定律」。

　　骨細胞會感測應力的刺激，調節骨骼中其他細胞的作用，例如蝕骨細胞和造骨細胞，因而讓骨骼產生變化（詳見《大夫訓練 I》第 2 章）。骨骼會適應外來的應力而改變結構和骨質，其最小有效應力（minimum effective strain）的設定點被稱為「應力閾值」，大於應力閾值則骨質生長，小於應力閾值則骨質吸收。骨骼適應所增加的骨質與應力大小呈線性相關，也就是骨骼負荷越大，則骨質增生的效果越好。甚至有研究顯示，需要達到造成骨折應力的 1/20-1/10，我們當然不用去測試需要多大的力量才會造成骨折，但是由此可知，要刺激骨質增生，光靠較輕的負荷遠遠不夠。

　　增加身體活動可以促進骨骼健康，活動時施加在骨骼的應力，就會刺激骨質生長，然而不是所有活動都有相同的作用。能夠刺激骨質增生的活動，施加在骨骼上的負荷必須要超過應力閾值，而這類活動中，以阻力訓練最為有效。

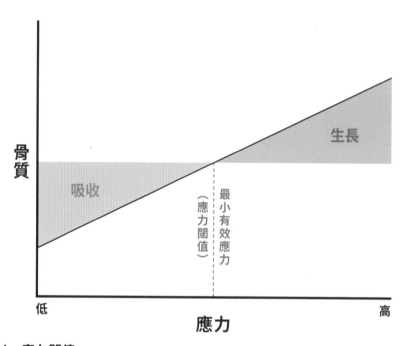

圖 2-4　應力閾值

骨骼會適應外來的應力而改變結構和骨質，其最小有效應力的設定點被稱為「應力閾值」，大於應力閾值則骨質生長，小於應力閾值則骨質吸收。骨骼適應所增加的骨質與應力大小呈線性相關，也就是在骨骼可以承受的範圍內，負荷越大則骨質增生的效果越好。不只骨質，促進肌肉生長也要超過應力閾值。

　　此外，骨骼強度不僅取決於骨質密度，還取決於骨骼結構，目前以 DXA 測量骨質密度，並不能完全的反映骨骼結構，也無法反應阻力訓練後對於骨骼強度的影響。阻力訓練後的骨質密度也許沒有明顯的變化，但是骨骼結構已經改善，骨骼強度自然也會增強。如果想更準確的評估骨骼的結構和強度，就需要使用到電腦斷層。

參考資料和延伸閱讀 ─────────────────────────────

Physical Activity and Bone Health
https://journals.lww.com/acsm-msse/Fulltext/2004/11000/Physical_Activity_and_Bone_Health.24.aspx

Effects of Resistance Exercise on Bone Health
https://www.ncbi.nlm.nih.gov/pmc/articles/PMC6279907/

Bones' Adaptive Response to Mechanical Loading Is Essentially Linear Between the Low Strains Associated With Disuse and the High Strains Associated With the Lamellar/Woven Bone Transition
https://www.ncbi.nlm.nih.gov/pmc/articles/PMC3427886/

Mechanical loading and how it affects bone cells: The role of the osteocyte cytoskeleton in maintaining our skeleton
https://www.ecmjournal.org/papers/vol024/pdf/v024a20.pdf

耐力運動和骨質健康

　　為了增進心肺適能和身體健康，許多人從事的是長時間耐力運動，例如跑步、游泳、騎自行車，以及結合三種耐力運動的鐵人三項。其中跑步會對下肢產生負重衝擊，所以對於下肢的骨質密度略有幫助，但是**跑步對於脊椎的骨質密度並沒有幫助**，而且跑步在下肢產生的高反覆衝擊，也最容易造成疲勞性骨折。**游泳和騎自行車則是無負重運動，自然對於骨質的增加沒有益處**，而且運動後如果沒有攝取足夠的熱量和營養，反而還可能使得骨質減少。

　　尤其是耐力運動員為追求運動表現，常常會為了控制體重而限制熱量攝取，加上耐力運動會消耗大量的能量，導致運動員的熱量攝取不足，也會對骨質產生不良的影響，甚至造成骨質疏鬆和其他全身性的健康問題，也就是「相對能量不足症候群」（RED-S，詳見《大夫

訓練 I》第 3 章）。要怎麼避免耐力運動對骨質的負面影響？第一要在訓練課表中加入阻力訓練，第二要攝取足夠的熱量和營養，這樣才能確保骨質健康。

參考資料和延伸閱讀 ─────────────────────────────

Bone health in endurance athletes: runners, cyclists, and swimmers
https://journals.lww.com/acsm-csmr/fulltext/2012/11000/Bone_Health_in_Endurance_Athletes___Runners,.14.
aspx

從新近研究了解阻力訓練對骨質的益處

對於骨質密度較低或已經骨質疏鬆的人，由於顧慮劇烈運動可能會造成骨折，因此傳統上的身體活動建議，多是較低強度的運動，這樣對改善骨質密度的效果自然不佳。有 2 篇來自澳洲的研究，發表了針對女性和男性所做的臨床試驗，探討高強度阻力和衝擊訓練（high-intensity resistance and impact training）對骨質密度的影響。

研究對象隨機分成 2 組，對照組在家做低強度運動，實驗組進行為期 8 個月，每星期 2 次，每次 30 分鐘，在有人監督下做高強度阻力和衝擊訓練。訓練方式的安排，是先將實驗組分成每組最多 8 個人的小組。在第 1 個月，先從事自身體重或低負荷的運動，重點在逐步學習訓練動作。接下來的時間，就開始 5 組 5 下的訓練，阻力訓練包括 80-85% 1RM 的硬舉、肩推和背蹲，衝擊訓練則是跳拉單槓和落下著地。

　　最後實驗結果毫不意外，實驗組的骨質密度增加較多，對照組的骨質密度反而下降。就如同我們所知，負荷強度不夠是無法增加骨質並抵擋老化衰退。

　　一般認為，在做高強度阻力訓練時，那麼大的負荷壓在身上一定會越壓越矮，但是實驗組的身高，不但沒因為壓大重量而變矮，反而還增高了。在神經肌肉功能表現的評估上，實驗組也是有顯著改善。至於大家擔心高強度阻力訓練會不會造成不良影響，例如骨折等等嚴重傷害，並沒有發生。**高強度阻力訓練不但可以直接促進骨質密度增加，訓練後肌力增強及神經肌肉控制能力改善，也大大減少了跌倒的機會，達到預防骨折的功效。**

　　所以安全從事阻力訓練的重點，在於能循序漸進地先學習動作，然後逐漸增加到足夠的負荷，才能達到刺激骨質增生的目的。而一般常見的活動建議，尤其是低強度的有氧活動，對於改善骨質密度，並沒有明顯效果。

參考資料和延伸閱讀 ─────────────

High-Intensity Resistance and Impact Training Improves Bone Mineral Density and Physical Function in Postmenopausal Women With Osteopenia and Osteoporosis: The LIFTMOR Randomized Controlled Trial
https://onlinelibrary.wiley.com/doi/full/10.1002/jbmr.3284

Effects of supervised high-intensity resistance and impact training or machine-based isometric training on regional bone geometry and strength in middle-aged and older men with low bone mass: The LIFTMOR-M semi-randomised controlled trial
https://www.sciencedirect.com/science/article/abs/pii/S8756328220301423

阻力訓練的強度區分

　　有氧活動和阻力訓練對於強度的定義並不相同。有氧活動的強度是看消耗氧氣的速率，代表身體產生的功率或燃燒的能量，常用最方便的測量方式就是心率，心率越快，通常就代表有氧活動的強度越高。阻力訓練的強度區分是以 1 次反覆最大負荷（1 repetition maximum, 1RM）的百分比來計算，1RM 指的是只做 1 次動作時所能達到的最大阻力，在槓鈴上當然就是最大重量。1RM 的百分比越高代表阻力越大，也就表示訓練的強度越強，動作時肌肉越需要用力。

　　阻力訓練的強度劃分，一般來說 80-85% 1RM 以上算是高強度，60-80% 1RM 算是中強度，30-60% 1RM 算是低強度。例如某人的背蹲只蹲 1 下時所能達到的最大重量是 100 公斤，那麼他的背蹲 1RM 就是 100 公斤。他在選擇高強度訓練時，重量就要設定大於 80-85% 1RM，也就是 80-85 公斤，其餘依此類推。

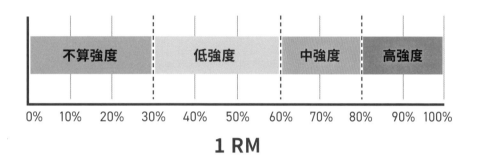

圖 2-5 阻力訓練的強度區分

1RM 百分比的強度劃分，80-85% 1RM 以上算是高強度，60-80% 1RM 算是中強度，30-60% 1RM 算是低強度。低於 30% 1RM 則不算強度，因為沒有阻力訓練的效果。

　　另外有一種「幾」RM 的表示方法，也就是反覆做「幾次」動作時所能達的最大阻力，6RM 就表示做 6 次時能達到的最大阻力。例如背蹲做 6 下時的重量最多能達到 85 公斤，那背蹲的 6RM 就是 85 公斤。這種表示方法可以和 1RM 的百分比作換算，例如 85% 1RM 的阻力就約是 6RM，也就是用 85% 1RM 的阻力時，預估動作最多可以做到 6 次，而 65% 1RM 的阻力就約是 15RM，也就是用 65% 1RM 的阻力時，動作最多可以做到 15 次，其餘依此類推。

　　也可以用最多做幾次反覆動作的阻力來回推 1RM，例如背蹲 85 公斤可以做 6 下，所以 6RM 就是 85 公斤，也就是約 85% 1RM，所以背蹲估算的 1RM 就是 100 公斤。

反覆次數	%1RM
1	**100**
2	95
3	93
4	90
5	87
6	85
7	83
8	80
9	77
10	**75**
11	70
12	67
15	65

　　不過，這種換算方式的準確度因人而異，也會因為訓練動作和肌群的不同而有所差異，而且在強度越低時估算的差異就會越大，例如65% 1RM 換算約是 15RM 的阻力，也就是預估在這樣的阻力下最多能做 15 次動作，但是有人只能做 10 次，有人卻可以做 20 次，這是因為在較低強度時影響能做多少次反覆動作的因素，已經不只是純粹的最大肌力，而是摻雜有肌耐力的成分。

　　以往認為，高強度低反覆次數（80-100% 1RM，每組反覆 1-5次）對於增強肌力最有效，中強度中反覆次數（60-80% 1RM，每組反覆 6-15 次）是針對增加肌肉量，低強度高反覆次數（30-60% 1RM，每組反覆 15 次以上）可以提升局部的肌耐力。現在的研究顯示，**高強度訓練對於增強肌力的效果最好**，但是對於增加肌肉量和肌耐力，只要訓練量足夠，三種強度的效果都差不多。

　　所以阻力訓練就是要讓肌肉盡量用力，而不是像有氧活動要讓心跳和呼吸加快。當然，在做阻力訓練時心跳和呼吸也會加快，但這是阻力訓練附加的有氧效果，而不是阻力訓練的主要目的。如果阻力訓練可以做很多下，做到肌肉很痠很累，這樣的阻力訓練算是低強度疲勞，而不是高強度訓練，沒有辦法達到高強度阻力訓練有效增強肌力和骨質的目的，充其量只有增加身體活動對於健康的益處，更可能因為過度反覆動作，造成肌肉骨骼系統的受傷和疼痛。

參考資料和延伸閱讀

Resistance Training Load Effects on Muscle Hypertrophy and Strength Gain: Systematic Review and Network Meta-analysis
https://www.ncbi.nlm.nih.gov/pmc/articles/PMC8126497/

Loading Recommendations for Muscle Strength, Hypertrophy, and Local Endurance: A Re-Examination of the Repetition Continuum
https://www.ncbi.nlm.nih.gov/pmc/articles/PMC7927075/

Load classification
https://www.patreon.com/posts/load-49581437

肌纖維的類型

　　骨骼肌是由一絲絲的肌纖維所構成，一條肌纖維就是一個多核的肌肉細胞。肌纖維分為很多種類型，各自有不同的特性，最基本的分類是 I 型和 II 型肌纖維。人體要產生動作，必須要先由神經傳導訊號刺激肌肉，進而引起肌纖維收縮，接著牽引骨骼移動。 I 型肌纖維又稱為慢縮肌纖維，收縮速度慢但耐力好，比較依賴有氧能量系統。 II 型肌纖維又稱為快縮肌纖維，收縮速度快且力量大，比較依賴無氧能量系統。

　　II 型肌纖維又可以分為 IIa 型和 IIx 型。 IIa 型雖然是快縮肌纖維，卻具有慢縮肌纖維的特性，所以又稱為有氧快縮肌纖維。 IIx 型則是純正有力的快縮肌纖維，又稱為無氧快縮肌纖維。也許你曾經在文獻中看過 IIb 型肌纖維， IIb 型又比 IIx 型的收縮速度更快、更依靠無氧能量系統，但只存在於小型哺乳類（例如老鼠），在人類身上是沒有的。**老化所引起的肌肉萎縮，主要是有力的快縮肌纖維**，所以肌力減少的程度會大於肌肉量的萎縮。

　　一個運動神經元可以同時控制很多條肌纖維，同一個神經元控制的所有肌纖維合稱為一個「運動單位」。同一運動單位裡的肌纖維類型都是一樣，但是一塊肌肉會由不同類型的運動單位所組成。通常慢縮肌運動單位內的肌纖維數量較少，而快縮肌運動單位內的肌纖維數量較多。肌肉中不同類型肌纖維的比例，會因為肌肉功能不同而有所差異。

　　要維持身體姿勢的姿勢肌群，因為出力較小，並且需要持續較長時間，就含有較多較有耐力的慢縮肌纖維，要能快速產生力量的動作肌群，就含有較多較有力量的快縮肌纖維。舉例來說，小腿腓腸肌的快縮肌纖維和慢縮肌纖維約各占一半，但是比目魚肌的慢縮肌纖維就高達 70%。

肌纖維類型	I 型	IIa 型	IIx 型
俗稱	有氧慢縮	有氧快縮	無氧快縮
運動單位 / 肌纖維大小	小	中	大
粒線體密度	很高	高	低
微血管密度	高	中	低
有氧能力	高	中	很低
無氧能力	很低	高	很高
收縮力量	小	大	很大
收縮速度	慢	快	很快
耐力 / 抗疲勞能力	高	中	低
老化萎縮程度	中	高	高

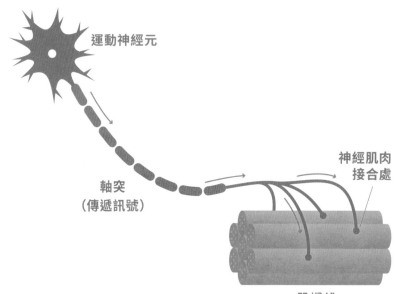

圖 2-6 運動單位

一個運動神經元可以同時控制很多條肌纖維，同一個神經元控制的所有肌纖維合稱為一個「運動單位」。同一運動單位裡的肌纖維類型都是一樣的，但是一塊肌肉會由不同類型的運動單位所組成。通常慢縮肌運動單位內的肌纖維數量較少，而快縮肌運動單位內的肌纖維數量較多。

肌纖維類型能否互相轉換？

　　人類肌纖維的類型會不會因為訓練方式而互相轉換？已經有很多研究證實，Ⅱa 型和Ⅱx 型肌纖維之間可以互相轉換，比較有爭議的是Ⅰ型和Ⅱ型肌纖維之間會不會互相轉換，目前還沒有定論，許多研究顯示的結果並不一致。

　　以往認為，Ⅰ型和Ⅱ型肌纖維的數量和比例是天生注定無法改變，同一塊肌肉中不同類型肌纖維所占比例會因人而異，稱之為「肌型」（myotype）。這會影響一個人的訓練方式和運動表現，例如快縮肌纖維比例較高的人可能適合爆發力運動，而慢縮肌纖維比例較高的人可能適合耐力運動，甚至可以用這種評估方式來當作專項運動選材的參考。

　　但是也有研究發現，Ⅰ型和Ⅱ型肌纖維可以因應訓練方式而互相轉換，但是比例並不多。目前研究要釐清的問題，在於這樣的轉換是否會普遍發生，以及在什麼樣體況和訓練方式下才會發生。此外，除了純粹的Ⅰ型、Ⅱa型和Ⅱx型肌纖維，也有混合型的肌纖維，這種混合型肌纖維在肌纖維類型互相轉換中的腳色，也仍有待研究。

參考資料和延伸閱讀 ────────────────────────────

Muscle fibre type populations of human leg muscles
https://pubmed.ncbi.nlm.nih.gov/123895/

Mechanical Plasticity: Skeletal Muscle Adaptations
https://touroscholar.touro.edu/cgi/viewcontent.cgi?article=1027&context=sjlcas

The Effects of Endurance, Strength, and Power Training on Muscle Fiber Type Shifting
https://journals.lww.com/nsca-jscr/fulltext/2012/06000/the_effects_of_endurance,_strength,_and_power.37.aspx

Muscle Fiber Type Transitions with Exercise Training: Shifting Perspectives
https://www.mdpi.com/2075-4663/9/9/127

Myotypes : the relevance of muscle fiber typology in sports
https://muscletalentscan.com/home/_the-relevance-of-muscle-fiber-typology-in-sports/Illustrated+guide_MYOTYPES+the+relevance+of+muscle+fiber+typology+in+sports.pdf

大小原則

　　為什麼一直強調要做「高強度」阻力訓練,也就是「大」重量訓練?這和老化的肌肉萎縮機制有關,隨著老化,每年會減少約 1% 的肌肉量,但是肌力卻會降低 2-5%。很明顯肌力流失比肌肉量要來得多且快,這是因為老化會讓神經系統對快縮肌的徵召能力減退,而老化所引起的肌肉萎縮,最主要也是快縮肌的減少。此外,中老年人的活動耐受性和恢復能力較差,無法承受太多疲勞,容易恢復不良,不但訓練後無法向上適應,還會增加過度訓練和受傷的風險。高強度低反覆次數阻力訓練產生的疲勞較少,過度訓練和受傷的風險也較低。

　　阻力訓練能夠促進肌力生長,增加肌肉量,也就是所謂的肌肥大,最主要是因為在對抗阻力時肌纖維收縮會產生力學張力,經由力學轉導可以刺激蛋白質的合成。被徵召收縮的肌纖維有張力的刺激,才會增加蛋白質的合成而增大。訓練時所使用的阻力越大、重量越重,徵召的肌纖維就越多,產生的力學張力也就越大。老化所造成的肌肉萎縮主要是快縮肌纖維,快縮肌纖維的特性是收縮時較快較有力,所以要避免老化所造成的快縮肌纖維萎縮,自然要使用高強度阻力訓練,針對快縮肌纖維加以刺激。

　　快縮肌纖維必須用高強度阻力訓練,也就是大重量訓練,才能刺激得到,因為神經系統在控制肌肉收縮時,會因應需要的力量大小,依序徵召合適的運動單位,此理論稱為「大小原則」(size principle)。

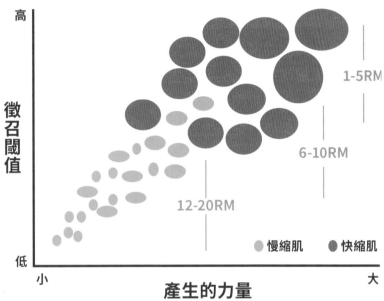

圖 2-7　大小原則

神經系統會因應任務所需的力量大小，來決定徵召的運動單位種類和數量。肌肉收縮時，會優先徵召「低閾值」較小且較有耐力的慢縮肌運動單位，而當需要特別用力時，才會徵召到較大且較有力的「高閾值」快縮肌運動單位。

　　肌肉收縮時，會優先徵召較小且較有耐力的「低閾值」慢縮肌運動單位，而當需要特別用力時，才會徵召到較大且較有力的「高閾值」快縮肌運動單位。所以阻力訓練時要用高強度，才能直接徵召到快縮肌運動單位，讓快縮肌纖維收縮用力，達到刺激快縮肌纖維生長的目的。

　　高強度阻力訓練需要肌肉發出極大力量，所以會徵召到較大且較有力的快縮肌運動單位，除此之外，快速度的爆發力訓練為了要盡全

力加速，也會徵召到快縮肌運動單位。但由於肌纖維收縮的時間較短，肌絲間的橫橋形成較少，所以每條肌纖維所能產生的力量較小，因此肌纖維所受到的力學張力也就較小，再加上肌纖維在張力下的時間較短，增加肌肉量的效果就不如高強度阻力訓練。先以慢速度高強度的阻力訓練打好肌力基礎，再加強爆發力，才是比較安全而有效的訓練方法。

參考資料和延伸閱讀

Hennemen's "Size" Principle
https://www.youtube.com/watch?v=8kILa_wDtbY

More muscle force ≠ more mechanical tension
https://www.patreon.com/posts/more-muscle-more-76157411

Stimuli that cause adaptations
https://www.patreon.com/posts/stimuli-that-41374257

多高的強度才算是高強度？多大的重量才算是大重量？

　　根據大小原則，用低強度訓練到力竭，最後也會徵召到部分高閾值運動單位，但這樣前面所做的反覆次數就只是在累積疲勞。固然在低閾值運動單位疲勞之後，也會逐步徵召到高閾值運動單位，但是在疲勞累積的情況下，最終對高閾值運動單位的徵召會減少，也會延長訓練後恢復的時間，不如直接用高強度訓練來得有效。

很多人一聽到高強度就覺得很害怕，彷彿一開始訓練就會被強迫壓幾百公斤在身上。不是這樣的，高強度是相對而不是絕對，是跟自己比而不是跟別人比，意思是每個人在自身的狀況和能力許可之下，盡量使用較大的負荷來訓練。阻力訓練強度的劃分，以 80-85% 1RM（5-6RM）以上算高強度，60-80% 是中強度，30-60% 是低強度。30% 以下不算阻力訓練，因為增加肌力和肌肉量的效果相當有限（初學者效應除外）。

如果想要練出更大的肌力，就要用更高的強度，更重的重量來訓練。訓練的強度最好能在 80% 1RM 以上，如果有特殊體況不能使用太高的強度，至少也要有 60-70% 1RM（約 12-15RM）左右，這樣增加肌力的效果才比較好。在增加肌肉量方面，高強度訓練因為反覆次數較少，訓練量相對較低，所以在安排課表時可以加入一些中強度訓練來彌補訓練量的不足。所以要同時兼顧增加肌力和肌肉量，訓練強度在 70-85% 1RM（5-12RM）之間變化，是較合適的選擇。

阻力大小的選擇牽涉到課表的週期變化，用高強度訓練增加最大肌力，再加入中強度訓練增加肌肉量，低－中強度快速度訓練增加爆發力，就構成了線性、團塊、共軛等等的週期課表。美國運動醫學會（American College of Sports Medicine, ACSM）針對老年人和特殊族群的運動處方，在阻力強度選擇上看似繁多複雜，其實基本原則也差不多。初學者先由 40-50% 1RM 開始，再逐步進階到 60-80% 1RM。如果有心腦血管疾病等等禁忌症而不適合太過閉氣用力者，目標就設定在 60-70% 1RM，沒有禁忌症者，就可以到 70-80%，甚至 85% 1RM。

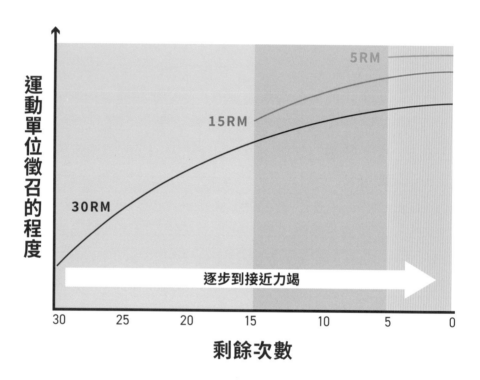

圖 2-8　訓練強度對於運動單位徵召的影響

阻力訓練時徵召到越多的肌纖維收縮，增加肌力和肌肉量的效果就越好。以不同強度進行阻力訓練，高強度（5RM）時，會直接徵召大量的運動單位，而低強度（30RM）時，一開始徵召的運動單位較少，但是隨著越做越多次數，先徵召的「低閾值」運動單位開始疲勞，就會逐步增加運動單位的徵召，但是累積的疲勞會減少最終對於高閾值運動單位的徵召，所以訓練效果就不如高強度。

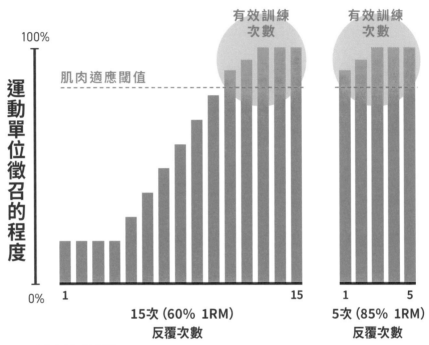

圖 2-9　肌肉適應閾值

低－中強度的阻力訓練要做到接近力竭，才能有足夠多的運動單位徵召，而訓練時超過肌肉適應閾值的次數，才是有效訓練次數。

參考資料和延伸閱讀 ─────────────────────────

Physiological Responses and Adaptations to Lower Load Resistance Training: Implications for Health and Performance
https://sportsmedicine-open.springeropen.com/articles/10.1186/s40798-023-00578-4

Resistance Training Recommendations to Maximize Muscle Hypertrophy in an Athletic Population: Position Stand of the IUSCA
https://journal.iusca.org/index.php/Journal/article/view/81/141

Light load strength training (strength gains)
https://www.patreon.com/posts/light-load-gains-43241897

Force-velocity effects of heavy strength training
https://www.patreon.com/posts/force-velocity-51901215

需不需要測 1RM

　　1RM 即 1 次反覆最大負荷，被簡單的定義為用正確技術只能做 1 次動作的最大負荷，1RM 測試通常可以用來評估最大肌力和訓練計畫的效果，表現最好的 1RM 就是你的個人紀錄（personal record, PR）。當要設定訓練強度時，就可以用 1RM 的百分比來表示。

　　阻力訓練時一定要測 1RM 才能安排課表和評估效果嗎？挑戰肌力的極限會不會很危險很可怕？其實並不一定要測 1RM。對動作控制還不那麼熟練的初學者，可能會用不良姿勢挑戰極限負荷，增加受傷的風險。而且，就初學者而言，每次訓練的超負荷在足夠的恢復之後，都會讓肌力有超補償而進步。所以你這次的 1RM 不會是下次的 1RM，如果用這次 1RM 的百分比來設定下次的訓練強度，就不是那麼必要和準確。

　　此外，1RM 除了代表肌力強度，也很考驗神經系統的肌肉徵召能力，因此體況好壞對於 1RM 表現的影響很大，不見得每次測試時都在最佳狀態，所以 1RM 退步不代表肌力退步或訓練無效，有可能只是某些原因造成當次的狀況不好。

　　如果只是想設定訓練強度，並不需要知道 1RM。阻力訓練的強度區間，建議至少要中－高強度，也就是 70-85% 1RM，大約是 5-12RM 的範圍。訓練時只要在這範圍內逐步增加阻力，達到漸進式超負荷的效果就可以了。

　　但是測 1RM 時，面對槓鈴上重量的挑戰其實別有樂趣，完成挑戰後的爽度也不是旁人可以體會，而且不只可以增強肌力，對於加強心理素質也有相當的幫助。不過，先決條件就是要確保動作正確，避免受傷風險。如果對於動作控制不是那麼有信心，可以嘗試練習突破 3-5RM 的紀錄，一來比較安全，二來可以比較準確反應訓練進步狀況。

參考資料和延伸閱讀

1RM (repetition maximum) Testing
https://www.scienceforsport.com/1rm-testing/

阻力訓練的
重要觀念

漸進式超負荷和超負荷超補償

初學者效應之後

常常聽到有人說，去跑個步就覺得大腿變粗了，去游個泳就覺得手臂變壯了。所以有人會認為，平時有在運動就可以長肌肉，幹嘛還要去做阻力訓練。或者說，我隨便做些運動，也覺得肌肉變大、肌力增強，為什麼還需要去做高強度的阻力訓練？一般人隨便動一動就會覺得肌力進步，是因為之前太虛弱了，所以只要脫離靜態生活，不管做什麼活動或運動，都會得到一些比日常活動還高的刺激，肌力和肌肉量就因此而進步，這就是所謂的「初學者效應」。

但是初學者效應的效果有限，如果一直停留在最初的刺激強度而沒有逐漸增加，過不了多久就會停滯不前，甚至還會隨著老化而退步。所以阻力訓練不要一直停留在最初的強度，而要隨著肌力增強逐漸增加強度，達到「漸進式超負荷，超負荷超補償」的效果。阻力訓練之後的肌力增加，主要是靠中樞神經系統和肌肉－肌腱單位之間的幾種適應機制，因為各種機制的適應速率不同，所以在訓練計畫的各階段中，對於肌力增加有不一樣程度的影響。

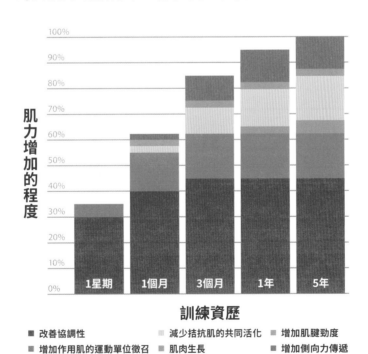

圖 2-10　肌力增加的各種適應機制

在阻力訓練最初幾個星期，肌力增加主要是因為神經系統適應，提升了肌肉的協調性和運動單位徵召，再來幾個月是結締組織增強，這會增進力量的傳遞效率。最後，則是靠緩慢的肌肉量增加，讓肌力可以有長達數年以上的成長。

　　在阻力訓練最初幾個星期肌力會增強，主要是神經系統適應，增加了肌肉的協調性和運動單位徵召，也就是初學者效應時期。事實上，即使在最大用力時，人體也無法同時徵召一塊肌肉內的所有肌纖維，但是可以透過訓練提升徵召的比例。在訓練這一小段時間之後，肌肉還看不出來有什麼增長，肌力卻明顯增加了不少。再來幾個月是結締組織增強，這會增進力量的傳遞效率。最後，則是靠緩慢的肌肉量增加，讓肌力可以有長達數年以上的成長。

參考資料和延伸閱讀 ────────────────

Time course of strength gains
https://www.patreon.com/posts/time-course-of-43784679

一般適應症候群

　　身體組織會因應外來的應力刺激而產生適應變化，而應力是否超過閾值則代表了適應的方向，當組織所受到的應力低於閾值時會縮小變弱，高於閾值時會增大變強，但是如果應力超過組織所能負荷的程度，就可能會導致受傷或死亡。這個原則對於心血管、肌肉骨骼和神經系統都適用，可以用來提升心肺適能、肌力和骨質，這就是「一般適應症候群」（general adaptation syndrome）。（參見圖 2-4）

　　肌肉受到了超過閾值的應力刺激之後，會先因為疲勞而變弱，但是經過足夠的休息和恢復，就可以產生向上適應，因而變得比接受刺

激之前更強,這稱為「超負荷、超補償」。由於適應之後的能力已經增強,原本的應力不足以達到閾值,就需要更強的刺激,才能觸發下一個「應力→恢復→適應」循環,以獲得再一次進步,這就是「漸進式、超負荷」。因為初學者效應的關係,在從事各種活動或運動的初期,肌肉接受了先前沒有經歷過的刺激,輕易就能超過閾值,所以都有些許增加肌力和肌肉量的效果,不過也很快就會遇到瓶頸而不再進步。**所以阻力訓練要能依照適應之後產生的肌力增強,逐步增加訓練強度以產生足夠的刺激,才能有持續而穩定的進步。**

漸進式超負荷並不表示就一股腦地盲目增加強度,阻力訓練可以增加強度的前提是要有良好的動作品質和控制能力。而且除了增加強度,增加訓練時的次數或組數,縮短休息時間,或只是讓動作更加的熟練和優化,都可以算是進步。同時也不要忘記了最終目的還是要逐漸地增加強度,達到「漸進式超負荷,超負荷超補償」的效果。

此外,漸進式超負荷並不總是一帆風順地持續進步,可能會因為訓練的資歷和體況而遭遇到瓶頸或略為退步。這時不要擔心,也不要操之過急,選擇訓練強度的原則是覺得輕就加一點,覺得重就減一點,但是不要一直讓自己太輕鬆,偶爾挑戰一下自己的極限,這樣就足夠了。尤其阻力訓練的向上適應並不是在訓練的當下就會產生,而是要經過足夠的休息和恢復之後,才能看得到進步的成果。如果一直死命地拚訓練強度和訓練量,作息和飲食卻無法滿足恢復的需要,就可能會導致過度訓練,不但運動表現和訓練品質會每下愈況,甚至會增加傷病的風險。

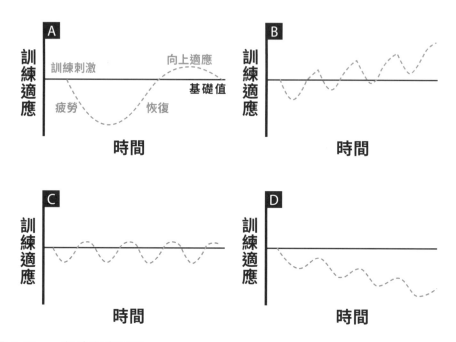

圖 2-11　一般適應症候群

肌肉受到超過閾值的應力刺激之後，會先因為疲勞而變弱，但是經過足夠的休息和恢復，就可以產生向上適應，因而變得比接受刺激之前更強，這稱為「超負荷、超補償」（A 圖）。由於適應之後的能力已經增強，原本的應力不足以達到閾值，就需要更強的刺激，才能觸發下一個「應力→恢復→適應」循環，以獲得再一次進步，這就是「漸進式、超負荷」（B 圖）。

如果向上適應後不再增強刺激呢？也許你以為能夠維持（C 圖），但往往是會隨著老化逐漸的衰退（D 圖）。另外要注意的是，如果過度訓練，沒有足夠的恢復，也會對適應造成負面的影響（D 圖）。

參考資料和延伸閱讀

General Adaptation Syndrome and the Novice Lifter
https://startingstrength.com/training/general-adaptation-syndrome-and-the-novice-lifter

Tissue Adaptation to Physical Stress: A Proposed "Physical Stress Theory" to Guide Physical Therapist Practice, Education, and Research
https://academic.oup.com/ptj/article/82/4/383/2837004

體能適應 – 疲勞模型

　　身體為什麼會因為刺激而進步，除了「一般適應症後群」，另外有一個「體能適應 – 疲勞模型」理論（fitness-fatigue model），體能和疲勞之間的關係是一個動態平衡，在身體接受到刺激的當下，會逐漸提升體能和產生疲勞。體能提升和疲勞產生的加總，就是最後所看到的綜合表現，以阻力訓練來說，就是肌力表現的變化。

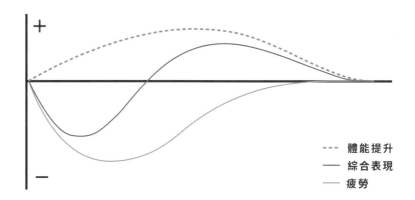

‑‑‑　體能提升
—　綜合表現
—　疲勞

圖 2-12　體能適應 – 疲勞模型
體能和疲勞之間的關係是一個動態平衡，在身體接受到刺激的當下，會逐漸提升體能和產生疲勞。體能提升和疲勞產生的加總，就是最後所看到的綜合表現，以阻力訓練來說，就是肌力表現的變化。

　　阻力訓練後疲勞產生的速度較快，而肌力提升的速度較慢，所以在訓練後會先看到肌力表現下降，但是隨著肌力提升和疲勞消退，最後就會看到肌力表現的進步，這時如果再訓練給予刺激，就能夠產生

再一次的向上適應。所以有時過了初學者效應時期，覺得肌力進步的程度減慢甚至停滯，就是因為阻力訓練所產生的肌力提升和疲勞消退無法良好配合，可能是肌力提升太少或是疲勞累積太多，因此最後的肌力表現就無法進步。這時就需要使用各種週期性安排的課表，來操作阻力訓練後肌力的適應和提升，以及控制疲勞的累積和消退，如此才能讓阻力訓練達到最好的效果。

參考資料和延伸閱讀

The Fitness-Fatigue Model Revisited Implications for Planning Short- and Long-Term Training
https://journals.lww.com/nsca-scj/citation/2003/12000/the_fitness_fatigue_model_revisited__implications.7.aspx

高強度阻力訓練就是發揮肌力的功能性訓練

肌力除了跟肌肉量相關，還牽涉到神經系統徵召運動單位的能力和動作肌群之間的協調性。神經系統要有辦法快速且大量地徵召運動單位，而且動作肌群之間要能夠良好地協調配合，才可以發揮最大肌力，而這一切也是需要訓練。如果一直只用低強度的訓練方式，就只能等到慢縮肌運動單位疲勞之後，才會逐步徵召到快縮肌運動單位，這樣就無法訓練神經系統直接徵召大量的快縮肌運動單位，而肌群之間也無法在發力時互相配合，該用力的不用力，該放鬆的不放鬆，該穩定的不穩定，當然就比較無法提升最大肌力。

提到肌少症，大多數人都只會想到肌肉量流失，實際上會影響日常生活的卻是肌力減退。因為肌力是對抗外力以產生動作的能力，沒有足夠的肌力，將無法活動肢體，一旦不能自由行動，事事需要依靠他人，也就沒有生活品質可言。預防或治療肌少症的阻力訓練，不只要能增加肌肉量，更重要的是能增強肌力，才能達到加強活動能力、改善代謝功能、預防慢性疾病和避免退化失能的目標。

研究顯示，低強度和高強度阻力訓練在增加肌肉量的效果上差不多，所以也許有人會認為，如果只是想刺激肌肉生長、預防肌少症，那用低強度就夠了，何必用到高強度？另一方面，研究也顯示，就算低強度和高強度訓練的肌肉成長效果差不多，如果要增加肌力，高強度訓練的效果較好。

為什麼高強度訓練增加肌力的效果較好，有 4 個可能的機制：
1. 協調性
2. 自主活化（徵召高閾值運動單位的能力）
3. 肌腱勁度
4. 肌肉特定張力（側向力量傳遞）

協調性

肌肉收縮、發出力量、做出動作，這不只靠作用肌，還要靠穩定肌、協同肌和拮抗肌之間的協調。所以肌力具有任務專項性（task-specific），用高強度才練得到在高強度下各肌群之間的協調性。

自主活化（voluntary activation）

低強度阻力訓練無法增加徵召高閾值運動單位的能力，就算用低強度訓練到力竭，由於過程中已經累積了中樞神經疲勞，以至於無法像做高強度一樣，直接徵召到大量的高閾值運動單位（參見圖 2-8）。

肌腱勁度

肌腱會因為張力的刺激而增加勁度，所以高強度訓練較能增加肌腱勁度，較柔軟的肌腱會降低最大肌力和發力率（rate of force development, RFD）。

肌肉特定張力

高強度訓練可以增加肌節聯結到周圍膠原蛋白層（肌內膜）的肋節（costamere），因此增加了肌纖維的側向力量傳遞（lateral force transmission）能力，進而增加最大肌力。事實上，大部分肌纖維所產生的力量是經由側向傳遞而不是縱向傳遞。

因此，高強度阻力訓練不但訓練到神經對於肌肉的協調和徵召，也訓練到肌腱和筋膜的強度。

參考資料和延伸閱讀

Light load strength training (strength gains)
https://www.patreon.com/posts/light-load-gains-43241897

肌力發揮需要肌群間良好的協調

人體在產生動作時，肌肉的功能除了主要出力的「作用肌」，幫忙的「協同肌」，該放鬆的「拮抗肌」（要一定程度的共同收縮幫助穩定），最重要的還有「穩定肌」，肢體近端有穩定的基礎，遠端才能有效發力。所以肌肉的功能可以約略分為「動作功能」和「穩定功能」兩種。

作用肌出力越大，穩定肌也要越活化，才能提供足夠穩定的效果。這也是為什麼高強度和低強度阻力訓練就算肌肉量增加的效果一樣，但是高強度訓練的肌力會增強較多，其中一個原因，就是高強度訓練可以訓練到在高強度下各肌群間的協調和穩定作用，讓肌力能夠更有效的發揮。

所以，**高強度阻力訓練就是「如何發揮肌力的功能性訓練」**，而阻力訓練不但可以訓練到作用肌，更可以訓練到穩定肌，不但可以訓練到穩定肌，更是訓練穩定肌最好的方法。因此，核心穩定要怎麼練？除了一開始真的太弱，只能做一些棒式、鳥狗、死蟲、橋式等等的徒手核心訓練動作，一旦進步到能夠承受外加的負荷，就可以開始阻力訓練，才能有效的訓練核心穩定，一直停留在徒手動作並不會持續進步。

肌肉骨骼系統的疼痛常常是「不佳的姿勢、不良的動作、不足的組織耐受度（過度的負荷）」所造成，這三者必須且可以同時處理，

才能根本的解決問題。良好的動作控制當然是第一優先，但是阻力訓練有很多的退階動作，可以在避開動作控制的問題下，一邊訓練一邊修正。不要一直停留在矯正動作控制的階段，而忽略了阻力訓練可以漸進式超負荷的優點和益處。

參考資料和延伸閱讀

Core Muscle Activity during Physical Fitness Exercises: A Systematic Review
https://www.ncbi.nlm.nih.gov/pmc/articles/PMC7345922/

Trunk muscle activation during dynamic weight-training exercises and isometric instability activities
https://pubmed.ncbi.nlm.nih.gov/18076231/

動作控制的負荷專項性

良好的姿勢和動作控制，指的是組織在承受最平均最小的應力之下，能最有效率最節省能量的維持姿勢和完成動作。要能達到這樣的結果，所有合作出力的肌群，必須在適當的時間，以適當的順序，發出適當的力量。這些肌群包括作用肌、協同肌、拮抗肌和穩定肌。

人體在學習新的動作時，如果還不夠熟練，這些肌群間就無法發揮完美的協調作用，產生的共同收縮會使得動作僵硬、緩慢和笨拙，而且容易疲累。但是隨著練習，肌群間的協調就會逐漸進步，使得動作更加流暢、省力和完美。

　　動作控制也有負荷專項性，加上負荷對人體來說就像學習新的動作。在輕負荷下練習的動作控制，一旦加上了重負荷就無法那麼完美的執行，肌群之間必須要重新學習協調合作。

　　阻力訓練之所以能增強肌力，除了依靠肌肉量增加之外，訓練在高強度時的作用肌徵召、穩定肌穩定、拮抗肌放鬆，讓動作發力能夠更加協調順暢，也是肌力增強的原因，這是在低強度時所訓練不到的。尤其是如果穩定肌沒有足夠的肌力來維持穩定的發力基礎，動作控制將會受到很大的影響，輕則鎖住力量無法發揮，重則動作歪斜導致受傷。

　　先在輕負荷下練習良好的動作控制很重要，這將有助於在重負荷下訓練得安全有效率。如果一直停留在輕負荷而沒有進展到重負荷，就像是吃飯時一直只吃前菜，將無法得到正餐的主要營養。所以動作控制也需要漸進式超負荷，讓動作控制可以隨著肌力一起成長進步。

參考資料和延伸閱讀

Greater Neural Adaptations following High- vs. Low-Load Resistance Training
https://www.frontiersin.org/articles/10.3389/fphys.2017.00331/full

自由重量 vs. 機械式訓練

　　初接觸阻力訓練的人，常常會被各種多樣的器材搞得眼花撩亂，不知道要如何選擇和使用。阻力訓練使用的器材主要分為兩大類，一種是有固定軌道輔助的健身機械，例如腿推機、胸推機等等，一種是可以任意移動的自由重量，例如啞鈴、槓鈴等等。這兩種訓練方式各有其優缺點和適用時機，對於增加肌力和肌肉量也都同樣有效，可以視需求搭配使用。

　　使用機械式的阻力訓練，因為提供了固定軌道，所以可以單獨訓練目標肌群，而且因為不需要靠自己維持動作的穩定性和協調性，這對初學者的好處是可以簡化學習過程，並且減少動作穩定性和協調性不足所可能產生的危險。但是機械式的優點同時也是缺點，使用機械式訓練因為固定軌道不用靠自己穩定，因此就減少了訓練穩定性和協調性的效果。

　　大部分機械式訓練的機械，其尺寸大小和軌道是固定的，但是每個人的身材高矮和肢段比例都不同，所以並不見得那麼合乎人體工學，會強迫肢體在不合適的軌道中動作，這樣不但影響到訓練效果，甚至還可能會造成傷害。此外，個別機械的設計往往只是針對特定肌群，所以全身大大小小那麼多的肌群要都能均衡地訓練到，就需要非常多種對應的機械，而逐一訓練各個肌群也要花非常多的時間。

　　使用自由重量，一套槓鈴器材就可以練遍全身上下所有的肌群。

一開始的動作學習可能較為困難，也需要花一些時間，因為要練習中軸穩定和四肢發力的過程。先由呼吸法開始，確認了脊椎中立、核心穩定，再練習良好的姿勢和動作控制，接著進行多關節、大肌群的訓練動作，最後才能慢慢地增加訓練強度。

在自由重量訓練的動作行程之中，因為完全沒有軌道來限制路徑，所以可以訓練到肌群間的穩定性和協調性。自由重量訓練在初期看似進步緩慢，但是一步步地打好基礎，才能夠讓全身的肌力、骨質和神經系統向上提升，達到持續而穩定的進步。

就拿下肢訓練中的腿推機和背蹲來比較好了，腿推機是健身房中常見的訓練機械，身體可以躺靠在椅子上，只用下肢來推動重量。因為不像背蹲需要軀幹來承受負荷，所以可以很快地就達到極大的重量。這樣的確可以單獨訓練到下肢肌肉，但是就沒有同時訓練到核心穩定。

相對於腿推機，背蹲需要用到軀幹來承受負荷和維持穩定，所以在訓練下肢肌力的同時，也會訓練核心肌群和刺激中軸骨質增加。事實上，背蹲、硬舉之類的自由重量訓練，對於核心的訓練效果，遠遠大於一般的徒手核心訓練運動，而且動作模式也比較符合日常活動的功能。

因此，選擇阻力訓練方式和動作的考量，要能用到最多的肌群，達到最大的活動度，讓身體承受最大的負荷，目的是同時刺激最多肌

肉和骨質生長。而且阻力訓練不只是訓練目標肌群，肌力的發揮不只是靠作用肌的收縮用力，同時也要訓練協同肌、穩定肌、拮抗肌之間的協調性，讓肢體動作不但有力，還要能夠控制，這樣才能符合日常活動需求，也能增進專項運動表現。這也就是為什麼多關節訓練優於單關節訓練，而自由重量訓練優於機械式訓練。

就訓練的效益來說，使用自由重量較為有效和全面，而且較具功能性，但這不表示機械式訓練就一無是處。機械式訓練比較適合動作還不熟練的初學者，或是針對特定肌群作復健或補強訓練時使用。

參考資料和延伸閱讀

Using Machines or Free Weights for Resistance Training in Novice Males? A Randomized Parallel Trial
https://www.ncbi.nlm.nih.gov/pmc/articles/PMC7662789/

Effects of Training With Free Weights Versus Machines on Muscle Mass, Strength, Free Testosterone, and Free Cortisol Levels
https://journals.lww.com/nsca-jscr/fulltext/2020/07000/effects_of_training_with_free_weights_versus.6.aspx

Effect of free-weight vs. machine-based strength training on maximal strength, hypertrophy and jump performance – a systematic review and meta-analysis
https://bmcsportsscimedrehabil.biomedcentral.com/articles/10.1186/s13102-023-00713-4

Partial Vs Full Range of Motion Resistance Training: A Systematic Review and Meta-Analysis
https://journal.iusca.org/index.php/Journal/article/download/182/250

阻力訓練對其他身體素質的影響

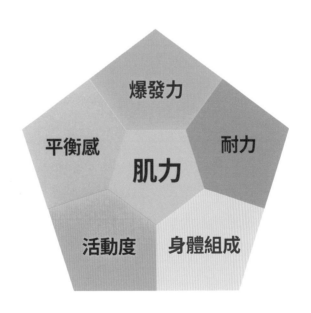

圖 2-13　肌力是所有身體素質的基礎

肌力是所有身體素質的基礎，有足夠的肌力才能更進一步有效而安全的訓練其他身體素質，而且在訓練肌力的同時，其他身體素質也可以得到基本的進步。

　　阻力訓練最主要的功效，當然就是促進肌力和肌肉量的成長，同時也可以讓骨質和神經系統向上適應。除此之外，阻力訓練也能提升其他的身體素質，包括耐力（心肺適能）、爆發力（速度、敏捷度）、活動度（柔軟度）、平衡能力（平衡感）等等。

　　因為肌力是所有身體素質的基礎， 有足夠的肌力才能更進一步有效而安全的訓練其他身體素質，而且在訓練肌力的同時，其他身體素質也可以得到基本的進步。如果沒有足夠的肌力，其他的身體素質不但沒辦法發揮，更無法訓練。

爆發力

　　阻力訓練可以提升最大肌力和增進運動表現，但是在做了阻力訓練之後，有時並不覺得速度變快或是敏捷度變好。這是因為不同的阻力訓練方式會產生不同的神經肌肉適應，高強度慢速度的阻力訓練雖然可以有效增加最大肌力，而且最大肌力是所有肌力特質的基礎，但因為是慢速度，所以發出力量的速度，也就是發力率就不見得夠快。

　　想要加強發力率，就要加上快速度的爆發力訓練，讓神經系統可以快速且大量的徵召運動單位。比起最大肌力，能不能更快地發出力量，有時反而對運動表現的影響更大。

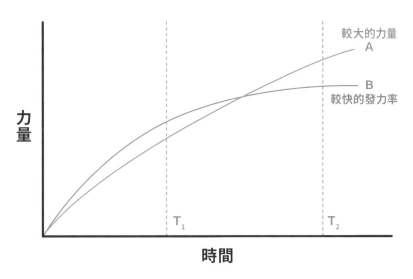

圖 2-14　發力率

雖然在 T_2 時 A 的力量比 B 大，但是在 T_1 時 B 的力量比 A 大，也就是 B 可以比較快的發出力量。比起最大肌力，能夠多快的發出力量有時反而對運動表現的影響更大，但是也不要忘了，爆發力訓練是以最大肌力為基礎，而且對於沒有訓練經驗的人，在增強最大肌力時，爆發力也可以有基本的進步。

　　最大肌力是爆發力的基礎，而發力率主要是受到神經適應、肌肉截面積（肌肉大小）、組織勁度這三個因素所影響。其中肌肉大小和組織勁度在高強度阻力訓練時就可以加強，但在神經適應上，阻力訓練固然也會增進神經的肌肉徵召能力，速度卻偏慢，運動單位的徵召不夠同步，要逐漸累積後才會達到最大發力。**而爆發力訓練，就是要訓練神經「最大化同步」徵召運動單位的能力，才能快速達到最大發力**，也就是訓練肌肉內的協調性。

爆發力訓練可以用藥球拋擲、負重蹲跳、跳箱、落地反跳、衝刺，以及最熱門的奧林匹克式舉重和其衍生動作等等。增強式訓練（plyometric training）是爆發力訓練的一種，跟一般爆發力訓練的差別，在於增強式訓練的動作，肌肉向心收縮之前會先有離心收縮，兩者之間的快速轉換會牽涉到肌肉 – 肌腱單位的「伸張 – 收縮循環」（stretch-shortening cycle, SSC），而一般爆發力訓練多是由靜態或較慢的反向動作來啟動。例如落地反跳（drop jump）是增強式訓練，而蹲跳（squat jump）就不算是增強式訓練。

奧林匹克式舉重雖然看起來最帥，但由於有技巧學習上的難度，而且其他替代衍生動作的效果也相當，所以在訓練的安排上，奧林匹克式舉重就不見得那麼必要。如果真的很想做「類」奧林匹克式舉重動作，啞鈴或壺鈴抓舉，應該相對較簡單易學。

快速度的爆發力訓練能有效改善神經肌肉適應，而老化所造成的肌肉萎縮以快縮肌為主，所以中老年人的訓練，在有一定程度的肌力基礎之後，加入爆發力訓練可以更具有功能性的效果。

要怎麼安排爆發力訓練？可以安排在原本的阻力訓練之前，選擇適當的阻力大小做個幾組，每組 3-10 下。爆發力訓練的重點是「速度」要夠快，不要落入了「重」和「多」的迷思，訓練的第一下到最後一下都應該要維持相同的速度，如果覺得速度變慢，那就是選擇的阻力太大或是做的次數太多。

　　組數、次數的安排跟訓練動作、阻力大小有關，例如藥球拋擲可能可以做 3 組 10 下，但上膊可能就只能做 5 組 3 下。千萬不要做得又慢又累，那就不是爆發力訓練。

參考資料和延伸閱讀

Force-velocity effects of fast movement training
https://www.patreon.com/posts/force-velocity-51901318

Power Training Prescription in Older Individuals: Is It Safe and Effective to Promote Neuromuscular Functional Improvements?
https://link.springer.com/article/10.1007/s40279-022-01758-0

Effectiveness of power training compared to strength training in older adults: a systematic review and meta-analysis
https://eurapa.biomedcentral.com/articles/10.1186/s11556-022-00297-x

Importance of Rate of Force Development
https://youtu.be/HyzyCDcOipU

平衡能力

　　良好的平衡能力在日常生活中不可或缺，需要整合身體相對於周圍環境的感官訊息，以及產生適當的運動反應來控制身體動作。平衡能力需要視覺、前庭感覺、本體感覺、大腦認知、神經反應和肌力的共同配合，但是隨著年紀的增加和疾病的影響，這些功能會逐漸退化，最終導致平衡能力不佳。

　　老年人的平衡能力減退與跌倒息息相關，會增加住院和死亡的風險。一旦因為跌倒而受傷，甚至骨折而臥床，就可能會影響到獨立自

主的生活功能，不但會妨礙個人生活品質和造成家庭負擔，更會導致龐大的醫療和社會成本。

平衡能力不只是一種感覺，不只和神經系統有關，當神經系統感覺到身體姿勢發生變化之後，還需要肌肉骨骼系統有能力做出相對應的調整，如此才能維持身體平衡。**而肌力對於姿勢和動作控制非常重要，也因此肌力不足是老年人跌倒的重要危險因子。**

所以不只是要訓練平衡「感」，不要忘記平衡能力需要肌肉骨骼系統來展現。肌肉骨骼系統退化會造成姿勢和動作控制變差，使得身體活動時的穩定性下降。更重要的是，一旦遇到失去平衡的時候，肌力不足就無法讓身體快速有力地做出反應，以避免跌倒或減少受傷。快要跌倒時，一個跟蹌迅速用力地跨出一步撐住身體，其實依靠的是肌肉的快速收縮能力，也就是爆發力，所以如果沒有足夠的肌力，光有平衡「感」是不夠的。而且阻力訓練可以增加肌肉量和加強骨質，萬一真的反應不及而跌倒，也能避免或減少可能發生的傷害。

平衡是否容易，與身體的支撐基底面積大小和重心高低有關，寬站距比窄站距較為容易平衡，如果加上手持枴杖或扶著輔助，身體就會更為穩定。在阻力訓練時，常常只是靠雙腳小小的支撐基底面積，而將負荷扛在肩上甚至是高舉過頭，其實已經讓身體處於相當不穩定的狀態，如果再用單邊的訓練動作，例如單腿硬舉、後腳抬高蹲等等，就更能夠訓練到動態平衡的能力。

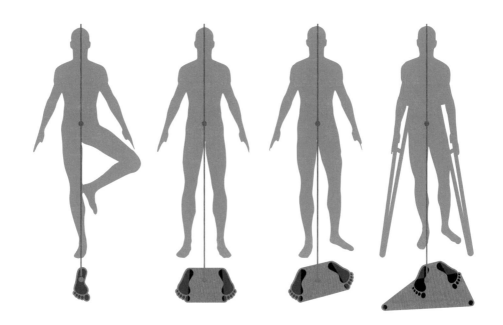

圖 2-15　平衡與支撐基底

人體必須將重心維持在支撐基底之內，才能保持平衡不會跌倒。支撐基底越小則越不容易維持穩定，反之則越容易。單腳站立時的支撐基底最小、最不穩定，而步態不穩的人，可以使用柺杖等等輔具來增加支撐基底面積，提升穩定性。此外，身體的重心高低也會影響穩定性，重心越高則越不容易維持穩定，反之則越容易。

參考資料和延伸閱讀

Older Adults and Balance Problems
https://www.nia.nih.gov/health/older-adults-and-balance-problems

Balance disorders in the elderly
https://www.sciencedirect.com/science/article/abs/pii/S0987705308001160

A weak balance: the contribution of muscle weakness to postural instability and falls
https://www.nature.com/articles/ncpneuro0886

也許有人會想，如果在不穩定的表面做阻力訓練，不就能同時訓練到平衡和肌力，達到一石二鳥的效果？於是我們會看到有人站在半圓球上做深蹲，或撐在懸吊繩上做伏地挺身。這樣的訓練方式，訓練到的是身體發力時的穩定能力，而不是平衡能力。而且在不穩定的表面做阻力訓練，會大大減少中樞神經系統對運動單位的徵召，因而降低動作肌群所能發出的力量，也就無法達到高強度阻力訓練的效果。

實際上，在不穩定表面的訓練並無法改善一般人的平衡能力，但是對於因為肢體傷病而本體感覺不佳、穩定能力不足的病患來說，不穩定表面訓練是種有效的復健方式。阻力訓練本身就可以訓練到平衡能力，不需要用到許多奇奇怪怪的不穩定器材，在不穩定的表面進行阻力訓練，反而要小心可能容易造成傷害。

就功能性來看，大多數的運動都是下肢在穩定的地面上發力，而上肢要對抗外來不穩定的阻力，這和常見的不穩定表面訓練相反。如果要特別針對這種情境設計阻力訓練，以滿足所謂的「功能性」需求，用地震槓或彈力帶懸掛負重是可行的方式，另外單邊負重也可以。

參考資料和延伸閱讀

Instability resistance training for health and performance
https://www.ncbi.nlm.nih.gov/pmc/articles/PMC5388079/

Effects on Strength, Power and Speed Execution Using Exercise Balls, Semi-Sphere Balance Balls and Suspension Training Devices: A Systematic Review
https://www.ncbi.nlm.nih.gov/pmc/articles/PMC7908215/

The effectiveness of resistance training using unstable surfaces and devices for rehabilitation
https://www.ncbi.nlm.nih.gov/pmc/articles/PMC3325639/

活動度

　　隨著年紀老化，關節活動度會逐漸減少，輕則覺得僵硬緊繃，動起來卡卡地不順暢，嚴重時甚至會造成活動受限和動作困難。關節活動度變差可能是因為關節軟骨退化，另外軟組織中膠原蛋白流失可能也是原因之一。可是整體的活動度下降並不能完全用老化來解釋，長期的靜態生活和中老年後身體活動更加減少，可能也有關係。

　　改善關節活動度可以增加活動能力和減少跌倒風險，俗語說「筋長一寸，壽延十年」並不是沒有道理。活動度可以經由特定的訓練來改善，但是活動度並不是越大越好，過大的活動度如果沒有相對應的肌力穩定和動作控制來配合，反而可能增加受傷的風險。

　　想到要改善關節的活動度，一般人直覺就是做伸展運動，但是大肌群、多關節、全幅度的阻力訓練，在增加活動度的效果上，就跟伸展運動一樣好。

　　針對活動度受限會影響到阻力訓練動作的關節，可以選擇先做部分動作幅度，隨著訓練過程中阻力對關節產生的應力，自然而然就能慢慢地改善關節活動度，再隨著進步逐漸增加動作幅度。所以**阻力訓練本身就算是一種伸展運動**，而且阻力訓練不但可以增加關節活動度，同時也改善了肌力和動作控制。

　　有關節活動度的問題，並不需要先做伸展運動改善活動度之後才能進行阻力訓練，而是在阻力訓練時就可以達到改善活動度的效果。這並不是反對做伸展運動，在阻力訓練之外還是可以加強伸展來改善活動度，而伸展後的舒緩放鬆可能也有助於訓練後的恢復。

運動前該不該伸展？

　　關於運動前的伸展，有些人認為可能會降低肌力和爆發力而妨礙到運動表現，但是研究顯示，小於 60 秒靜態伸展對於肌力和爆發力的影響微乎其微，所以在運動前的靜態伸展不要超過 60 秒，或是用動態伸展來當作熱身。

參考資料和延伸閱讀

Effects of Ageing on Joints (range of motion)
https://www.physio-pedia.com/Effects_of_Ageing_on_Joints

Age-related mobility loss is joint-specific: an analysis from 6,000 Flexitest results
https://www.ncbi.nlm.nih.gov/pmc/articles/PMC3824991/

Resistance Training Induces Improvements in Range of Motion: A Systematic Review and Meta-Analysis
https://link.springer.com/article/10.1007/s40279-022-01804-x

Acute Effects of Static Stretching on Muscle Strength and Power: An Attempt to Clarify Previous Caveats
https://www.frontiersin.org/articles/10.3389/fphys.2019.01468/full

　　既然肌肉生長主要是因為力學張力，那伸展運動對於肌纖維產生的張力刺激，可不可以促進肌肉生長？研究顯示，還真的可以！

　　有研究使用特殊器材，每天被動伸展小腿肌肉 1 小時，6 個星期後小腿的肌力和肌肉量明顯增加。很心動嗎？有不用費力就可以訓練肌肉的方法，但是不要忘了，單一肌群就需要伸展 1 個小時，而且伸展強度需要達到極度的疼痛，這樣花費的時間和疼痛的程度，應該不是平常人所能忍受。

　　況且，阻力訓練除了可以增加肌力和肌肉量，最重要的是還能訓練動作的正確性和協調性，如此才能安全有效地發揮肌力，這是光做伸展所達不到的。另外也有研究顯示，阻力訓練在每組的動作做完後，馬上伸展訓練肌群 20-30 秒，可能有增加肌肉生長的效果。

參考資料和延伸閱讀

Influence of Long-Lasting Static Stretching on Maximal Strength, Muscle Thickness and Flexibility
https://www.frontiersin.org/articles/10.3389/fphys.2022.878955/full

Inter-set stretch: A potential time-efficient strategy for enhancing skeletal muscle adaptations
https://www.frontiersin.org/articles/10.3389/fspor.2022.1035190/full

疲勞造成的影響

　　身體活動時會疲勞會累，覺得越來越沒力，這好像是天經地義、理所當然的現象。疲勞是什麼？又會對活動表現和訓練適應造成什麼樣的影響？

　　身體疲勞（physical fatigue）可以定義為在活動之後，可回復的暫時性活動表現下降。這種活動表現下降可以客觀測量（最大肌力、耐力功率），而不是主觀感受的精神疲勞（mental fatigue），跟正常的表現基準相比較，就能知道疲勞的程度。當然，主觀的感受會影響到客觀的疲勞，覺得累、喘、不舒服，或壓力大、心情不好、沒有動機和鬥志的時候，會影響中樞神經對於運動單位的徵召，自然就會比較沒力氣，但是兩者造成的原因並不太相同。

　　身體疲勞可以分為「中樞神經疲勞」和「周邊疲勞」。所謂的中樞神經疲勞，指的是活動時所產生的代謝產物和發炎介質，經由肌肉內的感覺神經回饋或心血管系統的循環到達腦部，會減少中樞神經徵

召高閾值運動單位的能力。所謂的周邊疲勞，指的是活動時肌纖維內鈣離子和代謝產物（氫離子、磷酸根）的累積，鈣離子累積所造成的疲勞會減少肌纖維收縮的力量，代謝產物累積所造成的疲勞會減少肌纖維收縮的速度和力量。

周邊疲勞一般只局限在訓練部位的肌群，但是中樞神經疲勞則會影響到全身。根據「大小原則」，周邊疲勞在造成低閾值運動單位的力量減少之後，會逐步徵召高閾值運動單位。但是中樞神經疲勞不一樣，累積下來，反而會減少高閾值運動單位的徵召。也許有人會認為，疲勞就是疲勞，幹嘛細分那麼多不同的機制，但是不同機制所造成的疲勞，會對長期適應產生不同的影響。

疲勞會妨礙活動表現的機制有以下 4 種：
1. 減少協調性（破壞正常動作模式）
2. 減少作用肌的自主活化（中樞神經疲勞）
3. 減少肌纖維的最大力量（周邊疲勞）
4. 減少肌纖維的最大收縮速度（周邊疲勞）

減少協調性

減少協調性會破壞動作模式，並影響動作效率，因而降低肌力發揮，減慢動作速度。這會妨礙在動作學習後改善協調性所能獲得的肌力成長，在疲勞時練習動作也會妨礙之後動作模式的學習能力。所以在疲勞時練習動作不但無益，甚至還會妨礙進步，這點對於追求最大肌力和快速度的運動表現非常重要。

減少作用肌的自主活化

　　減少作用肌的自主活化主要是因為中樞神經疲勞，這會減少在最大用力時最大程度徵召運動單位的能力。所以中樞神經疲勞會妨礙在訓練時徵召高閾值運動單位的能力和適應，因而減少最大肌力和速度的進步。

減少肌纖維的最大力量

　　許多會減少肌纖維最大力量的機制被統稱為周邊疲勞，其中最重要的是興奮－收縮耦聯（excitation-contraction coupling）失效和磷酸根的產生。興奮－收縮耦聯失效是因為肌纖維內鈣離子的累積，而磷酸根的產生是因為形成橫橋時需要消耗 ATP，這也被稱為代謝產物或代謝壓力。減少肌纖維的最大力量會讓肌纖維所承受的力學張力變小，因而減少肌肉生長的效果。

減少肌纖維的最大收縮速度

　　主要會減少肌纖維最大收縮速度的周邊疲勞機制，是氫離子累積造成的肌肉細胞酸化，因為形成橫橋時消耗 ATP 會產生氫離子，所以被稱為代謝產物或代謝壓力。減少肌纖維的最大收縮速度，會造成最大用力時動作的最快速度越來越慢，或是維持動作的固定速度要越來越用力，也就是要徵召越來越多的運動單位。

　　減少肌纖維的最大收縮速度並不會減少肌纖維所承受的力學張力，所以依然能夠促進肌肉生長，但是這樣會減少對於增加速度和產生高速肌力的適應。

　　疲勞時，肌纖維的最大收縮速度減少會比最大收縮力量減少要早出現，所以在阻力訓練中會妨礙肌力表現的機制，先是肌纖維收縮速度，再來才是肌纖維收縮力量，**爆發力會先受到疲勞的影響，接著才是最大肌力，也就是先變慢，再沒力**。此外，周邊疲勞機制可以產生抗疲勞適應，增進肌耐力和有氧能力，在某些情況下是有益的。

過多的疲勞會影響恢復和適應

　　不管是中樞神經疲勞或是周邊疲勞，都是因為累積了代謝產物而產生。對於中樞神經疲勞，主要是看哪一種活動方式會累積比較多的代謝產物和發炎介質，就會造成比較多的中樞神經疲勞。所以影響中樞神經疲勞程度的並不是活動強度，而是活動量。阻力訓練時，通常低強度高反覆的訓練量會比高強度低反覆來得多，所以低強度高反覆會累積較多的代謝產物，因此也會比高強度低反覆產生較多的中樞神經疲勞。而且低強度高反覆因為有較多次數的肌纖維收縮，也較容易產生鈣離子累積所造成的周邊疲勞。

　　至於長距離耐力運動，不只因為代謝產物累積的時間長而有較高的中樞神經疲勞，也有超高次數肌纖維收縮產生的鈣離子累積所造成的周邊疲勞。此外，肝醣耗竭和血糖太低也會同時造成中樞神經疲勞和周邊疲勞。這些都是耐力和肌力在同步訓練時，會產生干擾效應的可能原因。

　　高強度低反覆的阻力訓練中所累積的代謝產物並不多，因為在訓練一開始就直接徵召較大較有力的高閾值運動單位，這些運動單位會很快產生代謝產物而疲勞，使肌肉減少力量而無法繼續完成動作，很快就會力竭，所以代謝產物累積的總量並不多，中樞神經疲勞的程度就不高。另一方面，由於肌肉很快就力竭，沒有太多的肌纖維收縮次數使鈣離子累積，這一點很重要，因為鈣離子造成的疲勞會讓肌纖維產生實質損傷，需要數天的時間才能恢復。

　　關於疲勞後恢復所需的時間，由代謝產物累積造成的要半小時（由血液帶離肌肉），鈣離子累積造成的要數天（要修復肌纖維實質損傷），肝醣耗竭造成的要 24 小時（因為吸收能力限制），中樞神經疲勞造成的要半小時（因代謝產物累積）到數小時（因發炎介質累積）。這幾種疲勞機制當中，只有鈣離子累積造成的疲勞會持續數天的時間。**所以輕負荷、高反覆、長時間的身體活動，不但會因為中樞神經疲勞較多，而減少高閾值運動單位的徵召能力，也會因為由鈣離子累積造成的周邊疲勞較多，而延長恢復時間。**

　　阻力訓練時，如果要獲得向上適應，強度和反覆次數的安排除了需要有足夠的強度和訓練量，還必須考量是否會過度疲勞而影響恢復，尤其是中老年人或體弱族群。使用高強度低反覆的訓練方式，雖然在訓練時感覺要用很大的力氣，但反而比較不會累積疲勞，因此可以在足夠的刺激下，得到快速的恢復和良好的向上適應。但是如果用低強度高反覆的訓練方式，尤其是做到力竭，會容易累積疲勞、延長恢復時間、增加受傷風險，反而不利於進步。

　　除非為了增加肌耐力和有氧能力，否則在大多數的情況下，疲勞並不能促進阻力訓練的長期適應，甚至會影響訓練後的恢復，進而造成負面的影響。所以想要同時增加肌力和肌肉量，阻力訓練應該使用高強度低反覆，而不是低強度高反覆。阻力訓練的重點在強度要夠高，而不是練很多很久，或是練到很累很沒力。

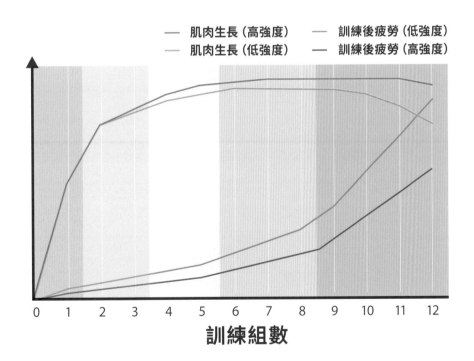

圖 2-16　訓練量不是越多就越好

訓練量並不是越多就會越好，訓練時每一組對於促進肌肉生長的效果都不一樣，第 1 組效果最顯著，第 2 組次之，依次遞減。要注意的是，訓練量過多可能會產生反效果，反而妨礙肌肉生長。這可能是因為疲勞減少了運動單位的徵召，或是過度的肌纖維損傷和發炎反應減少了蛋白質的合成。合適的訓練組數會因為訓練肌群和個別體況的不同而有所差異。

參考資料和延伸閱讀 ————————————————————

What is fatigue (and why does it matter)?
https://write.as/sandcresearch/what-is-fatigue

How does load affect how fatigue develops over a set?
https://write.as/sandcresearch/load-affects-fatigue-over-set

How does fatigue dissipate after exercise?
https://write.as/sandcresearch/fatigue-dissipate-exercise

Drive in Sports: How Mental Fatigue Affects Endurance Performance
https://www.frontiersin.org/journals/psychology/articles/10.3389/fpsyg.2018.01383/full

A Neuroinflammatory Model for Acute Fatigue During Exercise
https://link.springer.com/article/10.1007/s40279-014-0232-4

Muscle fatigue: from observations in humans to underlying mechanisms studied in intact single muscle fibres
https://pubmed.ncbi.nlm.nih.gov/20419312/

Intensity-Dependent Contribution of Neuromuscular Fatigue after Constant-Load Cycling
https://journals.lww.com/acsm-msse/fulltext/2016/09000/intensity_dependent_contribution_of_neuromuscular.15.aspx

高訓練量訓練

　　用低強度高反覆的訓練方式來促進肌肉生長,最有名的應該就是
「德國壯漢訓練法」(German volume training),這是 1970 年代由
當時德國舉重國家隊教練所發展出來的訓練方式,認為高反覆次數所
累積的高訓練量,能增加訓練時的代謝壓力和肌纖維損傷,據稱可以
有效增加肌力和肌肉量的成長。德國壯漢訓練法的操作方式是做 10 組
10 下,總數 100 下的訓練,而組間休息只有短短的 60-90 秒,訓練動

作節奏控制在向心 2 秒、離心 4 秒。因為這是高反覆、短休息、慢動作的訓練方法，所以訓練強度就不能太高，以免到後來太累沒力而無法依照規則完成整個訓練。

有研究比較了德國壯漢訓練法和只做一半次數的對照組，實驗組是用 60% 1RM 的訓練強度做 10 組 10 下，共 100 下。而對照組則是只做實驗組的一半組數，5 組 10 下。因為總次數較少，所以就可以用較高的訓練強度來完成訓練。

最後比較兩種訓練方式的肌力增加和肌肉量成長效果，多數是對照組（只做一半組數）的進步比較多。在總訓練量上（重量 × 組數 × 次數），看起來對照組要比實驗組少得多，但是對照組的訓練強度比實驗組高，最後反而效果較好。

所以要增強肌力、增加肌肉量，光衝訓練量是不夠的，沒有足夠的訓練強度都只是在累積疲勞，都是無效的訓練量，對於促進肌力和肌肉量成長的效果有限，反而不如張力刺激較大的高強度訓練。訓練量達到一定程度就要適可而止，訓練量過多會累積太多疲勞，可能不利於訓練的恢復和適應。

參考資料和延伸閱讀

Effects of a 12-Week Modified German Volume Training Program on Muscle Strength and Hypertrophy—A Pilot Study
https://www.mdpi.com/2075-4663/6/1/7

低強度高反覆訓練的優缺點

在低強度的阻力訓練時，雖然一開始會先徵召低閾值慢縮肌運動單位，但是等到慢縮肌運動單位疲勞之後，接著也會徵召高閾值快縮肌運動單位。所以低強度訓練需要高反覆次數直到力竭，才能達到和高強度訓練一樣徵召快縮肌運動單位的效果。

這種訓練方式的缺點，第一是浪費時間，因為高反覆次數的主要目的是為了先讓慢縮肌運動單位疲勞，才能徵召到快縮肌運動單位，這樣不如用高強度就能直接徵召快縮肌運動單位。

第二是累積的疲勞反而會減少高閾值運動單位的徵召，增加受傷的風險，延長恢復的時間，尤其是中老年人或體弱族群。

第三是肌肉會因為訓練方式不同而產生不同的適應，低強度做到力竭的訓練方式所需要的是肌耐力，低閾值的慢縮肌纖維在日常生活中已經使用很多，比較沒有增長的潛力，而快縮肌纖維中較有力的 II x 型肌纖維則會因為肌耐力型的訓練方式，轉換為較有耐力的 II a 型肌纖維，反而減損了肌力和爆發力。

但是，使 II x 型肌纖維轉換為 II a 型肌纖維的訓練方式真的不好嗎？這倒也未必，畢竟不是每個人都是需要強調最大肌力和爆發力的運動員。

　　肌肉除了產生力量可以讓身體活動，另一個重要的功能就是能量代謝，慢縮肌纖維具有較高的粒線體密度和較豐富的微血管，所以有較強的有氧代謝能力，這也是慢縮肌纖維較具有耐力的原因。

　　而粒線體功能和有氧代謝能力與身體健康息息相關，所以用高反覆次數和接近力竭的訓練方式把 IIx 型肌纖維轉換成具有慢縮肌纖維特性的 IIa 型肌纖維，雖然減損了肌力和爆發力，但是增強了有氧代謝能力，其實有益於身體健康。

　　所以，要考量的重點在於能否承受高反覆次數和接近力竭所累積的疲勞，對恢復能力不足的中老年人或體弱族群來說，還是比較適合先用累積較少疲勞的高強度低反覆阻力訓練。

參考資料和延伸閱讀 ————————————————————————

Is Resistance Training to Muscular Failure Necessary?
https://www.ncbi.nlm.nih.gov/pmc/articles/PMC4731492/

Does Training to Failure Maximize Muscle Hypertrophy?
https://www.nsca.com/education/articles/infographics/does-training-to-failure-maximize-muscle-hypertrophy/

最小有效劑量

身體活動能夠促進身體健康，而且活動的強度和活動量必須超過一定的閾值才能發揮訓練效果。所以不管是肌力還是耐力，我們需要無所不用其極地追求活動強度和活動量嗎？強度越強、活動量越多，就會越好嗎？

不是這樣的，如果身體活動就像藥物，那也要像藥物一樣講求正確的劑量。強度越強活動量越多，身體承受更高的負荷會累積更多的疲勞，這就需要更強的恢復能力，但是人體的耐受性和恢復能力有其極限，雖然可以靠著漸進式超負荷來不斷提升，但也希望能夠使用「最小有效劑量」來達到安全持續的進步。

萬物過量皆有毒，身體活動也是一樣。強度太高、活動量太多，超過「最大耐受劑量」，累積的疲勞過多，身體無法承受、無法恢復，就會變「過度訓練」，反而會對健康造成危害。

年輕人因為身體的耐受性、恢復能力較強，所以在最小有效劑量和最大耐受劑量之間有較大的窗口，容易進步也容易恢復。老年人則因為身體的耐受性、恢復能力較差，所以在最小有效劑量和最大耐受劑量之間的窗口較小，不易進步也不易恢復，就需要更加精準地調節劑量。

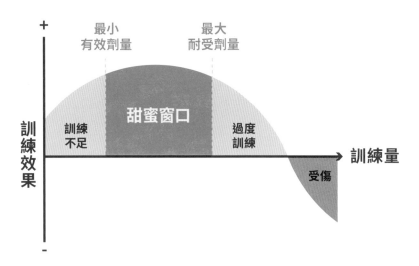

圖 2-17　訓練的甜蜜窗口

訓練強度和訓練量對於訓練效果有一個甜蜜窗口，太低太少低於「最小有效劑量」會訓練不足沒有效果，但是太高太多超過「最大耐受劑量」又會造成過度訓練和運動傷害，所以要依照每個人的目標和體況安排合適的訓練計畫。

　　研究顯示，阻力訓練時第 1 組所產生的效果最大，可以占該次訓練效果的大半。「邊際效益遞減」，隨著訓練時累積疲勞，訓練產生的效果就會逐漸降低，在超過一定程度之後，甚至可能會造成反效果，不利於訓練的適應和進步。所以對於中老年人，**阻力訓練的準則是強度夠、次數少、動作佳、不要累**。只用低強度高反覆次數做到力竭的訓練方式，反而不利於長期肌力和肌肉量的進步。

　　更何況，不管是年輕人或老年人，身體所承受的負荷不只有訓練時，所有生理和心理上的內外在壓力，包括健康、家庭、感情、課業和工作各方面，都會產生負荷，造成最大耐受劑量的降低。

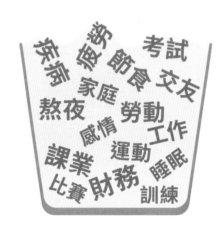

圖 2-18　所有的負荷都是負荷

造成負荷不只是訓練本身，所有生理和心理的內、外在壓力都會減少訓練時的「最大耐受劑量」。

參考資料和延伸閱讀 ——————————————————————————

The Minimum Effective Dose of Training
https://startingstrength.com/article/the-minimum-effective-dose-of-training

Minimalist Training: Is Lower Dosage or Intensity Resistance Training Effective to Improve Physical Fitness? A Narrative Review
https://link.springer.com/article/10.1007/s40279-023-01949-3

追求運動表現 ≠ 訓練身體健康

　　運動員不惜一切追求運動表現，這跟一般人為了促進身體健康，目標其實非常不一樣。雖然要先有健康的身體，才能成為優秀的運動員，但是在追求極致表現的最後，往往會犧牲了健康，所以不要拿運動員的訓練方式，套用在一般人的身上。運動員會拚得滿身傷、四處

痛，這往往是因為沒有控制好訓練強度和訓練量，最後無法好好恢復，使得運動表現下降，受傷風險也跟著增加。

　　研究顯示，奧運選手比起一般人有更高受傷疼痛和退化性關節炎的機率。在討論跑步會不會傷害膝關節時，也有研究顯示，對於一般的休閒跑者，跑步不但不會傷害下肢關節，反而對關節具有保護作用，但是對於菁英跑者，比起一般人就有較高的退化性關節炎機率。增加身體活動有益於心肺適能和身體健康，可以減少慢性疾病和死亡風險，但是研究也顯示，耐力運動過度，反而可能對心血管健康造成負面的影響，例如心房顫動、冠狀動脈鈣化和心肌纖維化等等。

　　所以凡事適可而止，過猶不及都可能會造成傷害，這不只在運動訓練上，就連身體活動也是，每日行走步數也和死亡率呈U型曲線，並不是走越多步越好，而是要考慮到身體的耐受性和恢復能力。

參考資料和延伸閱讀 ————————————————————————

Consequences of injury are greater for Olympians than the general population
https://blogs.bmj.com/bjsm/2023/03/06/consequences-of-injury-are-greater-for-olympians-than-the-general-population/

The Association of Recreational and Competitive Running With Hip and Knee Osteoarthritis: A Systematic Review and Meta-analysis
https://www.jospt.org/doi/full/10.2519/jospt.2017.7137

Master Endurance Athletes and Cardiovascular Controversies
https://journals.lww.com/acsm-csmr/Fulltext/2020/03000/Master_Endurance_Athletes_and_Cardiovascular.7.aspx

訓練時動作速度的影響

慢速度訓練

　　阻力訓練時對肌肉產生的張力刺激，是促進肌肉生長和肌力增強的主要因素。為了增加肌肉在張力下的時間，有人會故意放慢訓練動作的速度，尤其在離心階段。

　　這樣的訓練方式的確有一些額外的肌肉生長效果，但為了增加張力下的時間而過度放慢動作速度，則會讓訓練時肌肉更容易疲勞，使得訓練強度和訓練量下降，延長訓練之後的恢復，反而會對肌肉生長和肌力增強造成負面的影響。所以一般建議，訓練的向心動作最慢不要超過 2 秒，離心動作最慢不要超過 4 秒。

離心時放慢速度所產生的肌肉生長效果，主要是慢縮肌纖維，並無助於最大肌力和爆發力的運動表現。所以要促進肌力增強和肌肉生長，最主要還是靠足夠的訓練強度和累積訓練量，加上適當的動作速度和充分的組間休息，才是最好的方法。而離心超負荷的訓練方式，應該是增加離心時的阻力強度，而不是延長離心時的動作時間。

參考資料和延伸閱讀

Effects of Prolonging Eccentric Phase Duration in Parallel Back-Squat Training to Momentary Failure on Muscle Cross-Sectional Area, Squat One Repetition Maximum, and Performance Tests in University Soccer Players
https://pubmed.ncbi.nlm.nih.gov/30325791/

Eccentric tempo (athletes)
https://www.patreon.com/posts/eccentric-tempo-71106628

Eccentric tempo (bodybuilding)
https://www.patreon.com/posts/eccentric-tempo-65622051

快速度訓練

快速度訓練就是在動作的向心部分盡量快速收縮，而慢 – 中速度訓練則通常以 2-3 秒的向心和離心收縮來緩慢進行。對於中老年人，雖然阻力訓練一般建議用中強度（60-80% 1RM）和慢 – 中速度來增加肌力和肌肉量，但是用快速度訓練一樣有效。

此外，快速度訓練比起慢 – 中速度更能夠增強肌肉的爆發力，也更能夠改善日常的活動功能和生活品質，這是因為快速度訓練需要活

化更多的運動神經元來徵召更多的高閾值運動單位，達到肌纖維的大量、同步、快速收縮，產生更好的神經肌肉適應，這些都是一般的休閒活動或耐力運動所達不到的效果。

對中老年人來說，快速度訓練是一種安全有效的方法，但在訓練之前，還是應該先評估是否有肌肉骨骼疾病可能會因為快速度訓練而惡化，尤其是增強式訓練。當然，一開始還是要先用緩慢且受控的動作速度來學習正確的技術，再逐步進階到快速度訓練，以減少受傷的風險。此外，有保留次數不做到力竭的訓練，可以產生較佳的神經肌肉適應，而高反覆做到力竭可能會增加心血管意外的風險。訓練強度建議可以從 30-60% 1RM 開始，再逐漸增加到 80-85% 1RM。為了減少疲勞累積和確保動作品質，組間要有足夠的休息間隔和恢復，一般為 1-3 分鐘。

參考資料和延伸閱讀

Why Fast Velocity Resistance Training Should Be Prioritized for Elderly People
https://journals.lww.com/nsca-scj/Fulltext/2019/02000/Why_Fast_Velocity_Resistance_Training_Should_Be.9.aspx

Fast and Medium Tempo Resistance Training with a Low Number of Repetitions in Trained Men: Effects on Maximal Strength and Power Output
https://www.ncbi.nlm.nih.gov/pmc/articles/PMC10203832/

Explosive heavy-resistance training in old and very old adults: changes in rapid muscle force, strength and power
https://onlinelibrary.wiley.com/doi/abs/10.1111/j.1600-0838.2007.00732.x

Strength versus endurance trained master athletes: Contrasting neurophysiological adaptations
https://www.sciencedirect.com/science/article/pii/S0531556522003473

高強度＋快速度＋保留次數

阻力訓練能夠促進肌肉生長，現在認為主要靠力學張力、代謝壓力和肌纖維損傷這三個因素來達成，其中又以力學張力最為重要。力學張力可以刺激肌肉細胞啟動生長反應，增加蛋白質合成，因而產生肌肉生長的效果。但是過多的代謝產物堆積和肌纖維損傷，不但會影響恢復，更可能會妨礙肌力進步。所以強調要高強度的阻力訓練，因為**足夠的強度刺激和較少的疲勞累積，才是增強肌力和肌肉量最有效的方法。**

阻力訓練要如何才能徵召到高閾值快縮肌運動單位？主要有三種方式：低強度做到力竭、高強度、快速度。根據大小原則，低強度必須要高反覆做到力竭，才能徵召到高閾值快縮肌運動單位。但是高強度就能直接徵召高閾值快縮肌運動單位，所以比起低強度高反覆累積較少的疲勞。另一個徵召高閾值快縮肌運動單位的方式是快速度，快速度雖然能在輕負荷時就徵召到高閾值快縮肌運動單位，但是因為力學張力不夠，所以增加肌力的效果還是不如高強度訓練。

高強度加上快速度呢？這樣就能夠盡快地徵召到高閾值快縮肌運動單位，而且又有足夠的力學張力，如果能在速度有些變慢（接近力竭）時就停下來，還可以使疲勞累積減到最少。這就是速度依循訓練（velocity based training, VBT）的概念和應用之一，可以用動作的速度來衡量訓練強度和疲勞程度。

　　訓練時每一下動作都用盡全力的加快速度，一旦發現速度降低到一定程度，就表示已經有疲勞累積而必須停止訓練，因為疲勞對於肌力的影響，是先減慢速度，再減少力量。而且研究顯示，阻力訓練在中–高強度時，相同的訓練強度和訓練量下，有沒有做到力竭並不會影響肌力和肌肉量增加的效果。

　　就算沒有 VBT 儀器可以測量動作速度也沒有關係，可以靠自身的體感，通常在力竭前 2 下的速度會降低較多，所以在感覺速度變慢時就停下來，大約就是保留次數 1-2 下。所謂的保留次數，就是還剩幾下才會做到力竭。例如保留次數 2，用 5RM 的強度就是做 3 下，10RM 就是做 8 下，可以根據體感和經驗再做調整。

　　實務上要怎麼操作呢？舉例來說，課表選用 5RM 的重量，一般會安排做 3 組 5 下，如果改用保留次數 2 下，就變成每組就只做 3 下，但是增加到 5 組，這樣總次數一樣是 15 下，維持一樣的訓練量。其他的訓練強度也可以用類似的變化，例如 3 組 10 下改成做 4 組 8 下。訓練量沒變，但是訓練品質和效果會更好。如果想知道保留次數估算得準不準確，可以在最後一組時嘗試做到（接近）力竭。

訓練時體況不如預期要怎麼調整？

　　但是如果體況不如預期，一練下去覺得比較沒力氣要怎麼辦？例如原本安排做 4 組 8 下，但是第一組做到第 7 下時就明顯感覺速度變

慢,第 8 下可能會很勉強甚至無法完成時,就停在第 7 下,課表可以視狀況改成 5 組 7 下。如果第二組做到第 6 下又感覺速度變慢了,沒關係,就停在第 6 下。這時課表可以由每組固定次數改成累計到總次數,原本安排做 4 組 8 下總共 32 下,這時就不要管每組做幾下,速度變慢就休息,直到全部 32 下做完。

另外也可以改用集組法(cluster set),也就是增加組內休息,原本一組 8 下,可以拆成先做 4 下,休息 30 秒後再做 4 下,然後再接著原本的組間休息。不管如何,就是每一下都要用盡全力,但是不要做到沒力,在調整課表的執行方式之餘,還是要檢討是否一開始選定的強度過高或是最近的恢復狀況不佳。

如果一開始做個 1、2 下就感覺不對,當然直接降低強度。如果做完覺得很輕鬆,速度都沒變慢,當然就依據漸進式超負荷的原則增加強度。這很像丹約翰(Dan John)教練的 Easy Strength 原則,覺得有點重就降重量,覺得有點輕就加重量,但是不要失敗。

訓練越接近力竭,就會累積越多疲勞,也越不容易恢復。每組都做到力竭或接近力竭時,就算組間休息長達 3-5 分鐘,下一組時可能還是會覺得力量減退越做越累,動作品質越來越差。但是用保留次數不做到力竭,就算縮短組間休息,每一組都還是可以游刃有餘,甚至訓練完都不會覺得太過疲累。

　　用快速度加上保留次數的訓練方式，在維持訓練強度和訓練量之下，可以減少疲勞、確保動作品質、降低受傷風險和促進恢復。對於高訓練量的運動員和恢復能力不佳的體弱族群，如何在訓練中使疲勞累積降到最少和在訓練後產生最大的適應效果，格外重要。**寧可保留力氣多做一組，不要拚到力竭只為多做一下，要達到努力但不費力、用力但不吃力的境界**。No pain, more gain.（**不痛苦，會更有效。**）

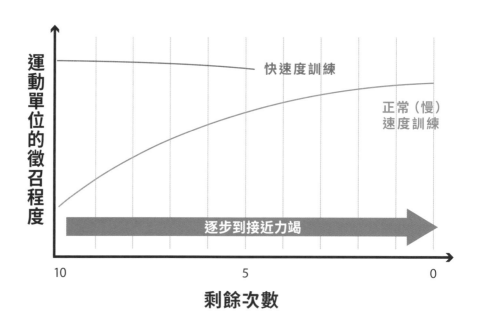

圖 2-19　快速度訓練

每一下都盡量用力加快動作速度，可以在一開始就徵召到大量的運動單位，不用訓練到接近力竭。但是一般控制速度的慢速度訓練，因為不需要用那麼多力量，所以一開始時只會徵召較少量的運動單位，隨著疲勞的累積，才會逐漸增加運動單位的徵召程度，直到接近力竭。

參考資料和延伸閱讀

RPE and RIR
https://www.patreon.com/posts/rpe-and-rir-58859512

Influence of Resistance Training Proximity-to-Failure on Skeletal Muscle Hypertrophy: A Systematic Review with Meta-analysis
https://link.springer.com/article/10.1007/s40279-022-01784-y

Velocity-Based Training: From Theory to Application
https://journals.lww.com/nsca-scj/fulltext/2021/04000/velocity_based_training__from_theory_to.4.aspx

VELOCITY-BASED TRAINING
https://www.scienceforsport.com/velocity-based-training/

Velocity loss as an indicator of neuromuscular fatigue during resistance training
https://pubmed.ncbi.nlm.nih.gov/21311352/

Influence of Resistance Training Proximity-to-Failure, Determined by Repetitions-in-Reserve, on Neuromuscular Fatigue in Resistance-Trained Males and Females
https://sportsmedicine-open.springeropen.com/articles/10.1186/s40798-023-00554-y

Influence of a Cluster Set Configuration on the Adaptations to Short-Term Power Training
https://journals.lww.com/nsca-jscr/fulltext/2018/04000/influence_of_a_cluster_set_configuration_on_the.6.aspx

EVEN EASIER STRENGTH
https://medium.com/@danjohn84123/even-easier-strength-d7fc672eb9d

「正確」的阻力訓練

　　「正確」這個用詞很強烈，彷彿不按照這樣做就是無法接受。的確，不正確的阻力訓練不僅沒效，又浪費了可以進步的時間，而時間對於體弱的中老年人來說，正是最缺乏的資產。不管是針對哪項身體素質做什麼樣的訓練，訓練不同於身體活動或運動，強調的是安全、有效，以及最重要的是能夠達到長期進步。

　　在阻力訓練方面，要能夠促進肌力、骨質、神經系統的向上適應，**第一是訓練強度要超過組織能產生反應的「應力閾值」，第二是要能隨著進步的程度做到「漸進式超負荷」**。達到這兩項最基本的要求，再依照體況和需求來選擇動作安排課表，就是「正確」的阻力訓練方式，才能安全持續地產生訓練效果。

為了達到這些目標，初學者，尤其是平常沒有活動習慣或是已經稍有退化的中老年人，在初接觸阻力訓練時，最好能有專業人士的指導。阻力訓練雖然發生意外的風險極低，但是以不正確的動作和不合適的課表胡亂操練，還是有受傷的可能。尤其現在網路媒體和社群發達，充斥著各式各樣的教學資訊和影片，常常有人會依樣畫葫蘆的照著練，但是這樣的學習方法可能會造成一些問題。

因為每個人的身體素質不同，關節活動度和肢段長短比例也不一樣，影片上的標準動作不見得適合你，更不用說有些影片的動作根本也不符合標準。再來是沒有人幫忙看你的動作，無法即時提示和糾正，很可能你自以為動作做正確了，但實際上卻是相差十萬八千里。就算能夠錄下訓練動作來觀看，動作的觀察和矯正也需要多年的經驗累積，不見得自學就能做得到，看不出問題點在哪裡，自然也就無法改正。

除了訓練動作的選擇和學習，課表安排也非常重要。要能讓肌力、骨質、神經系統持續的向上適應，必須要適當地增加訓練強度，才能達到「超負荷超補償」的效果。但是該用什麼訓練動作，該加多少強度，遇到問題時該如何進、退階，這都是很深的學問。尤其向上適應的效果並不是在訓練當下發生，而是在足夠的休息恢復之後才能得到，所以要知道什麼時候該加該減、該進該退，如此課表才能有足夠的訓練強度和訓練量，又不至於會過度訓練而造成傷害。阻力訓練的動作、強度、次數和頻率構成了課表安排的要素，就像醫師開的處方一樣，必須根據每個人的體況和需求來調整，而不是抄別人的課表照著練，這其中的差異處，就關係到能否持續進步並且避免受傷。

　　雖然一直強調阻力訓練時足夠強度刺激的重要性，但並不是毫無節制地拚命增加負荷。要增加強度之前的最大考量是動作品質，也就是動作是否正確，以及能否良好控制，確定動作品質沒問題了，才能增加訓練強度，以免因為各種歪七扭八的代償動作而受傷，也就是先講求不傷身體，再講求效果。

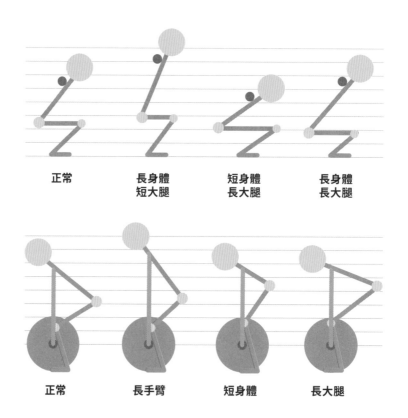

正常　　　長身體　　　短身體　　　長身體
　　　　　短大腿　　　長大腿　　　長大腿

正常　　　長手臂　　　短身體　　　長大腿

圖 2-20　訓練動作的樣態會因人而異

訓練動作的樣態會因為每個人的肢段比例不同而有所改變，因此所謂的標準動作，指的是符合基本原則，讓身體組織承受最小的應力，並且能最有效率地發力，而不是死硬地去複製外觀。

阻力訓練的動作選擇

以往做阻力訓練的觀念，喜歡以各個肌群為目標，尤其是針對單一肌群，例如練胸肌、背肌、臀肌等等。但是肌力在日常生活中的應用，是以多關節、大肌群的人體自然動作來表現，幾乎會牽涉到全身所有的肌群。肌肉能夠發揮出肌力，並不只是靠作用肌的收縮，還需要協同肌、穩定肌、拮抗肌之間的協調配合，才能讓動作完美而有效率地完成。所以肌力也要用多關節、大肌群的人體自然動作來訓練，不但可以訓練肌力，也可以訓練肌肉間的協調作用，所以阻力訓練也就是要如何有效發揮肌力的功能性訓練。

人體自然動作不以肌群來區分，而以功能來區分。上肢分為垂直和水平方向的推和拉，下肢分為推、拉、轉、走。

上肢垂直推、拉就是往上推及往下拉，例如肩推、引體向上。水平推、拉就是往前推和往後拉，例如臥推、俯身划船。下肢推是同時屈髖屈膝的動作，例如背蹲、前蹲。下肢拉是髖絞鏈（hip hinge）為主的屈髖動作，動髖不動腰、膝關節微屈，使軀幹向前俯傾，例如硬舉。雖說是下肢「拉」，會讓人誤以為是用上肢或軀幹的力量將重物由低處拉上來，但實際上的發力模式仍是下肢用力踩地讓身體站直。下肢的推和拉，也就是背蹲到硬舉之間的差異，最主要的是膝關節屈曲角度的不同，膝關節屈曲多（膝主導）就比較偏向深蹲的動作，而膝關節屈曲少（髖主導）就比較偏向硬舉的動作。下肢的轉是變換軀幹的方向，轉髖不轉腰。走就是負重行走，可以用各種方式在身上施

加負荷和阻力，例如背、抱、舉、提、拖、拉各種重物，可雙邊可單邊，可練肌力可練耐力，可以說是最有效益的訓練方法。

　　這些人體自然動作是一切動作模式的基礎，所有肢體動作都是由這些基本動作在不同的角度和幅度中變化出來，也是日常生活中一定會用到的動作，當然也就最具有功能性。這些人體自然動作都是大關節、多肌群的全身性動作，使用這些動作，在最完整的動作幅度下進行高強度阻力訓練，可以刺激到最多的肌群，對於增強肌力最有效益。

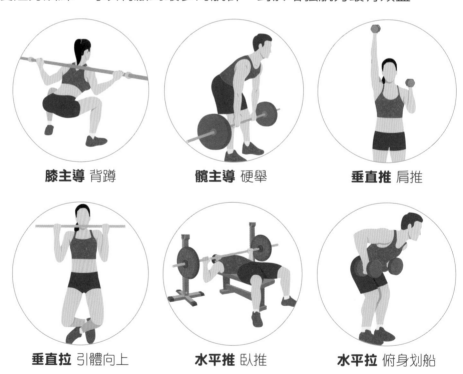

膝主導 背蹲　　　　**髖主導** 硬舉　　　　**垂直推** 肩推

垂直拉 引體向上　　　**水平推** 臥推　　　**水平拉** 俯身划船

圖 2-21　人體自然動作
人體自然基礎動作，上肢分為垂直推、拉和水平推、拉，下肢分為推、拉、轉、走。

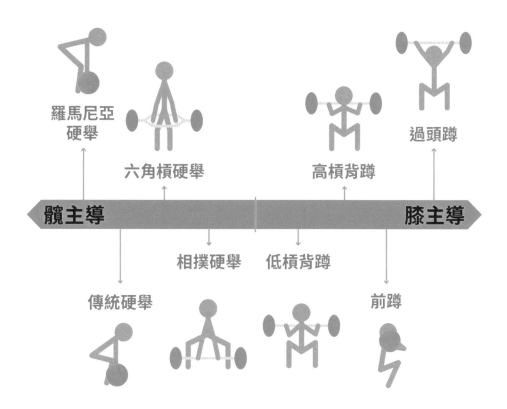

圖 2-22　髖／膝主導光譜

下肢的推和拉，也就是背蹲和硬舉的差異，最主要是膝關節屈曲角度不同，膝關節屈曲多（膝主導）就比較偏向深蹲的動作，而膝關節屈曲少（髖主導）就比較偏向硬舉的動作。

參考資料和延伸閱讀 ————————————————————

BASIC MOVEMENT PATTERNS
https://www.scienceforsport.com/basic-movement-patterns/

沒有訓練不具功能性

動作選擇和訓練安排的另一個極端就是過度強調「功能性訓練」，什麼是功能性訓練目前仍然沒有良好的定義和一致的共識。事實上，功能性訓練一詞起源於運動醫學，早期的定義偏重於復健，主要在於改善身體活動的能力，以增加動作效率和避免受傷疼痛。

在肌力與體能訓練中，最大肌力、爆發力和肌耐力是傳統上對於肌力特質的分類，而最近美國國家肌力與體能協會（National Strength & Conditioning Association, NSCA）更將肌力分為反應肌力、快速動態肌力、重負荷動態肌力、最大等長肌力和爆發力，這些肌力特質各有其對於運動表現的影響和訓練方式。另一方面，有氧訓練則是依據活動強度的不同來訓練不同的能量系統，包括第二區心率訓練、中強度連續訓練和高強度間歇訓練等等。

肌肉骨骼、神經和心血管系統的適應，高度依賴於特定的訓練刺激，阻力訓練除了可以增強肌力和爆發力，全幅度的動作行程也能學習動作控制和增加關節活動度，單、雙邊訓練也能改善核心穩定和平衡能力，更不用說調控反覆次數和休息時間也能訓練到能量系統，這幾乎已經包括了所有的身體素質和活動能力，任何訓練計畫拆解到最後，就是以這些最基礎的元素堆疊而成，再依體況安排進、退階，並按所需要補強的部分調整訓練比重。

功能性訓練就是增進身體活動能力的訓練，根據目的來選擇訓練

方式和安排訓練計畫，沒有什麼訓練不具功能性。少數訓練法只專注某一面向，或跳脫甚至反對現有科學理論，並配上誇大的宣傳效果，這非但不是功能性訓練，說穿了只是偽科學，尤其是某些連運動生理學、解剖學、肌動學和生物力學都沒唸過，居然也能自稱為人體力學專家。科學並非不能質疑，理論並非不能推翻，但必須建立在客觀可檢視的基礎上。自行創造理論再來胡說八道，這是玄學而不是科學。

參考資料和延伸閱讀

Is There Any Non-functional Training? A Conceptual Review
https://www.frontiersin.org/articles/10.3389/fspor.2021.803366/full

Strength Classification and Diagnosis: Not All Strength is Created Equal
https://www.nsca.com/education/articles/infographics/strength-classification-and-diagnosis/

The Importance of Muscular Strength in Athletic Performance
https://link.springer.com/article/10.1007/s40279-016-0486-0

How To Become A Functional Movement Guru In 40 Easy Steps
https://bretcontreras.com/how-to-become-a-functional-movement-guru-in-40-easy-steps/

阻力訓練怎麼做最有效率？

訓練頻率和訓練量

　　每星期的總訓練量（總次數：組數 × 次數，總負荷量：組數 × 次數 × 負荷）相等的話，訓練頻率多少就沒有太大的影響。但是較多的訓練頻率通常會有較高的總訓練量，建議每星期每個肌群「至少做 4 組」，可以依照個人的時間安排 1 天練完或分日子練，有時間的話，多做幾組會有更好的肌肉生長效果。

訓練強度和次數

低強度做到力竭在肌肉生長效果上，跟高強度是一樣的，但是高強度對於增加肌力的效果較好，而且高強度訓練做的次數較少，不用做到力竭，也比較節省訓練時間。建議使用「6-12RM」（也就是 70-85% 1RM），對於增加肌力和肌肉量都非常有效。如果居家訓練時沒有器材可以提供夠高強度的阻力，可以使用彈力帶或自身體重，15-40下做到力竭當作替代方案。

動作選擇

動作的選擇上，最少要有下肢的推或拉選一種動作，以及上肢的推和拉各選一種動作。例如：背蹲（下肢推）＋ 臥推（上肢推）＋ 引體向上（上肢拉）。

▶「多關節」和單關節動作

比起單關節動作，多關節動作能夠更快更有效地增加全身肌力和日常生活功能，並且可以在較短的時間內訓練到較多的肌群，雖然可能需要較長的恢復時間。

▶「自由重量」和機械式

這兩種對增加肌力和肌肉生長都很有效，目前沒有強力的科學證據能證明哪一種比較好。自由重量比較能夠模擬實際生活或專項運動的

動作，而且一套器材就能夠做非常多樣的多關節動作，比較節省訓練時間。但是對初學者就比較不友善，需要有專人指導，學習過程也比較長。機械式比較不需要學習技巧，調整阻力快速方便，但是要考量該機械的設計是否符合每個人的體型，而且在擁擠的健身房可能要花時間等待。在正確的操作技巧下，這兩種都很安全，不過機械式通常感覺更安全一點。

▶「雙側」和單側動作

雙側動作因為較穩定而且參與的肌群比較多，所以可以發出較大的力量對抗較高強度的阻力。這兩種動作對於增加肌力、爆發力和肌肉生長的效果差不多，建議兩種都要練以增加動作的變化性和功能性。此外，雙側動作因為兩側同時訓練，所以比較節省訓練時間。

▶彈力帶

在沒有傳統訓練器材時，彈力帶也是節省時間的替代選擇。彈力帶功能多、相對便宜、不占空間，是居家和旅行時訓練的好工具。

▶自身體重訓練

一般又稱為徒手訓練，相對於需要器材的阻力訓練，自身體重訓練提供了節省時間的替代選擇，因為隨時隨地都可以練。通常要靠變換動作來達到漸進式超負荷，所以不容易精確調整阻力，一般先以增加反覆次數來加強訓練刺激。用低強度高反覆做到力竭，對於增加肌力和肌肉生長還是有效。

其他訓練變項的考量

▶肌肉動作

　　肌肉動作分為向心、離心和等長收縮。這些動作分開訓練也許有一些好處，但是大多數的阻力訓練和一般人體動作都包括了向心和離心，所以應該用完整動作幅度同時訓練以節省時間。

▶反覆速度（反覆節奏）

　　用很慢的動作增加在張力下的時間，有人認為這樣能增加肌肉生長的效果，實際上不同的動作速度對肌肉生長的效果差異不大。想要增加肌力和爆發力，使用「快速度」是更有效且更節省時間的方法。

▶組間休息間隔

　　休息是為了清除代謝廢物和補充 ATP，休息時間不足會導致肌力下降，因而減少總訓練量。組間休息間隔建議「大於 2 分鐘」，但沒有訓練經驗的人可以縮短到 1-2 分鐘。

進階的省時訓練方法

▶超級組訓練（superset）

　　選兩個或更多的動作配對成一組，通常是作用肌和拮抗肌互相配對。在不同動作之間幾乎沒有休息，可以比傳統訓練方式節省約一半的時間，但會產生較多的代謝廢物和疲勞。

▶遞減組訓練（drop set）

第 1 組做到力竭，緊接著減輕阻力做第 2 組到力竭，然後再減輕阻力做第 3 組到力竭。與傳統訓練方式相比，可以節省時間而有類似的訓練效果，尤其對於肌肉生長。

▶休息 – 暫停訓練（rest-pause）

做到力竭，然後短暫休息（通常 20 秒），再接著做到力竭，再休息，以此類推，直到做完全部的反覆次數。相對於遞減組訓練，休息 – 暫停訓練不需要減輕阻力，可以維持訓練強度。

需要多少的訓練才能保持肌力和肌肉量？

非常少的訓練量就能保持肌力和肌肉量，年輕人每星期訓練 1 次，每個動作 1 組，維持相同訓練強度（阻力大小），如此肌力和肌肉量至多可以保持 32 星期。但是對於老年人，則要每星期訓練 2 次，每個動作 2-3 組，一樣要維持相同訓練強度。

要能保持肌力和肌肉量，訓練強度最為重要，就算大幅減少訓練頻率和訓練量，只要能夠維持訓練強度，就能夠在一定的程度內保持肌力和肌肉量。而老年人要能保住肌力和肌肉量，需要比年輕人更多的訓練量，這可能是因為老年人的訓練適應較差，營養的攝取和吸收不佳，或是慢性疾病導致的合成阻抗所造成。

熱身和伸展，需要嗎？

▶熱身

　　一般性熱身用來提高肌肉和身體的核心溫度，例如騎健身車 5-15 分鐘。而特定性熱身是針對要訓練的動作來增加肌肉啟動和活化神經肌肉聯結，例如做高強度背蹲之前，先做低強度。在提高運動表現和減少受傷風險方面，熱身都沒有明確的效果，做高強度時，先由低強度開始當作熱身即可，再逐步增加至目標強度。

▶伸展

　　伸展可以增加關節活動度，但對於提高運動表現、預防受傷和減少延遲性肌肉痠痛，都沒有明確的效果。靜態伸展時間過長會減少肌力和爆發力，但動態伸展和短於 60 秒的靜態伸展並不會減少肌力。阻力訓練本身就可以當作動態活動度訓練，所以為了節省時間，不需要做伸展。

參考資料和延伸閱讀

Maintaining Physical Performance: The Minimal Dose of Exercise Needed to Preserve Endurance and Strength Over Time
https://journals.lww.com/nsca-jscr/Fulltext/2021/05000/Maintaining_Physical_Performance__The_Minimal_Dose.35.aspx

No Time to Lift? Designing Time-Efficient Training Programs for Strength and Hypertrophy: A Narrative Review
https://link.springer.com/article/10.1007/s40279-021-01490-1

老年人的阻力訓練

阻力訓練可以增加肌力和肌肉量，不只對於一般人，對於老年人避免肌少症和骨質疏鬆症，以及預防慢性疾病和增加生活品質，更有莫大的益處。肌肉量通常從 30-40 歲開始逐漸減少，在 60 歲以後大幅加速流失。肌力減退與失能、代謝症候群、失智症、骨質疏鬆症和死亡率密切相關，所以 NSCA 在 2019 年發布了關於老年人（大於 65 歲）的阻力訓練建議，認為**阻力訓練應該成為所有人的終身活動**。

阻力訓練可以增加肌力、肌肉量、爆發力和神經肌肉功能，進而改善動作品質和日常活動表現，以及社會心理的安適感，也較不容易跌倒和受傷。對於老年人來說，在適當的指導和正確的技術下進行阻力訓練，既安全也有益健康。

但是老年人常常有衰弱、活動度受限、認知功能不佳，或有其他的慢性疾病，所以阻力訓練必須要針對每位老年人的個別需求和能力，遵循個人化、週期化、漸進式的原則來安排，在建立正確的動作模式和技巧之後，才能提高訓練強度。

每個主要肌群建議每星期要訓練 2-3 次。每個動作做 1-3 組。對於初學的老年人來說，做一組和多組的效果差異不大，因此可以試著先由做一組開始。阻力負荷應該由較低強度開始再逐步提升，最終可以進步到中–高強度（70-85% 1RM），訓練到力竭對於老年人的訓練適應並沒有額外的益處。

　　對於初學、體弱和動作不佳的老年人，剛開始訓練時可以先使用機械式阻力設備，但是對於活動功能很好的老年人，則可以從自由重量訓練中獲得更多的益處。此外，還可以用 40-60% 1RM 進行爆發力訓練，這種快速的肌力表現，可以改善更多的日常活動功能。

　　老年人在阻力訓練時受傷，大多數是因為動作選擇不當和動作技巧不佳，要特別小心關節控制，尤其是在肩、髖、膝和脊椎等等容易受傷的位置。訓練前要先了解有無心血管危險因子，如果有任何身體不適的狀況或疑問，應該在訓練之前諮詢醫師。

　　高血壓沒有控制的人，應該避免阻力訓練，但是對於已經控制良好的高血壓患者來說，阻力訓練通常是安全的。患有退化性關節的老年人，應該特別考量訓練動作和活動範圍的選擇，以及訓練強度和訓練量的安排，才能盡量減少任何疼痛或不適。

　　而 ACSM 對於老年人復健及運動處方的建議，主要是結合肌力、耐力、平衡能力、活動度等等多元運動。其中強調，**年紀越大阻力訓練也就越重要**，除了可以增進肌力和骨質，還能改善心肺適能，幫助預防或控制多種慢性疾病。甚至對於體弱的族群，建議要先增強肌力，才能進行有氧活動。

　　訓練平衡能力可以減少跌倒的風險，以減少支撐基底的方式來訓練平衡能力，就如同在阻力訓練時的單邊訓練，也可以達到相似的效果。而大肌群、多關節、全幅度的阻力訓練動作，就可以增加關節活

動度以符合日常所需。時間夠多，恢復能力夠好，當然訓練越多元越均衡越好。但是基於現實的考量，有時不得不做出最有效益的選擇。

參考資料和延伸閱讀

Uncomplicated Resistance Training and Health-Related Outcomes: Evidence for a Public Health Mandate
https://www.ncbi.nlm.nih.gov/pmc/articles/PMC4086449/

Mitigating disuse-induced skeletal muscle atrophy in ageing: Resistance exercise as a critical countermeasure
https://physoc.onlinelibrary.wiley.com/doi/full/10.1113/EP091937

RESISTANCE TRAINING FOR OLDER ADULTS
https://www.nsca.com/about-us/position-statements/resistance-training-for-older-adults/

Resistance Training for Older Adults: New NSCA Position Stand
https://www.unm.edu/~lkravitz/Article%20folder/NSCApositionstand.htmlExercise and Physical Activity for Older Adults
https://journals.lww.com/acsm-msse/Fulltext/2009/07000/Exercise_and_Physical_Activity_for_Older_Adults.20.aspx

Physical Activity and Function in Older Age: It's Never too Late to Start!
https://www.acsm.org/blog-detail/acsm-blog/2019/09/10/physical-activity-function-older-age

第 3 章

慢性疾病和
運動訓練的關連

能在傷病之前，先訓練良好的身體素質和儲存足夠的生理儲備，當然是最佳狀況。但是亡羊補牢猶未晚矣，罹患各種慢性疾病或老化衰弱的體弱族群其實更需要運動訓練，可是往往在疾病和體況的限制之下，動輒得咎，無法或不敢好好訓練，變成越不敢動則越弱，越弱又更不敢動的惡性循環。足夠的身體活動和適當的運動訓練，對於各種慢性疾病和特殊體況都有益處，沒有不能動，只有該如何動。動則得救，破除迷思，才不會錯失了逆轉衰弱失能的良機。

*提醒：本章內容僅為運動訓練時的參考，不作為醫療建議或指引。

沒有不能動，
只有該如何動

　　對於慢性疾病族群，身體活動和運動訓練所帶來的益處毋庸置疑，但是這個族群常常害怕活動可能會加重症狀或造成不良影響，所以往往不敢活動，或是在活動前想先尋求醫療人員的評估和建議。所以，哪些人需要在活動前尋求醫療評估？醫療人員是否有足夠的專業知識提供身體活動指引？這都是很重要的課題。

　　講到身體活動的醫療評估和指引，大家最耳熟能詳且奉為圭臬的應該就是美國運動醫學會（ACSM）。在 ACSM 的建議中，對有心血管、代謝和腎臟疾病的慢性病患，無論是沒有活動習慣想開始從事活動，或是已經有活動習慣想要增加（有氧）活動強度，就算沒有症狀也都需要先進行醫療評估，再根據指引逐漸增加到建議的活動強度。

　　從事身體活動時，最怕會發生心血管意外，例如心因性猝死（sudden cardiac death）或心肌梗塞。ACSM 指出，劇烈活動的確會暫時增加心血管意外的風險，然而對於無症狀的心血管疾病患者，不管是絕對風險或是相對風險，都非常低，而且風險會隨著規律活動而再降低。ACSM 也指出，對於無症狀者，運動測試的結果並不是良好的預測指標，目前也不清楚運動測試是否能降低心血管意外的發生風險。所以心血管疾病、糖尿病和其他慢性疾病的患者，**只要平時或活動時沒有不適症狀，活動前的醫療評估並不一定必要**。

　　不管有沒有慢性疾病，做什麼強度的身體活動，最重要的是注意身體的感覺，有沒有出現不舒服的症狀。所以就依據 8 種症狀分類說明，了解活動時的症狀變化是否真正代表風險，以及是否會對疾病造成不良的影響。

1. 肌肉骨骼疼痛
　　長期來看，增加身體活動並不會讓疼痛變得更嚴重，剛開始活動時可能會暫時增加疼痛，但是隨著身體適應後就會逐漸改善。疼痛並不一定表示組織受傷，而且適當的身體活動也幾乎不會造成不良影響，甚至可以減緩疼痛和改善功能。如果疼痛變得嚴重，就要調整活動方式。

2. 疲累
　　規律的身體活動可以減少疲累，增進安適感和改善睡眠。剛開始活動時可能會暫時增加疲累，但是隨著身體適應就會逐漸改善。缺乏身

體活動的靜態生活反而會增加疲累的程度，覺得無精打彩、沒有力氣，而身體活動對於各種慢性疾病和癌症所造成的疲累，都有改善效果。

3. 呼吸急促

活動強度增加時會覺得呼吸更加困難是正常的，而且造成不良反應的風險非常低。不過，慢性阻塞性肺病所造成的呼吸急促，會讓身體逐漸減少活動而失能，使得呼吸困難更加嚴重，這樣會增加死亡率。在考量併發症和個人化建議之下，提供慢性阻塞性肺病患者可容忍的身體活動並沒有特別的禁忌，不良反應非常少見。身體活動對心臟衰竭造成的呼吸急促也有益處，可以減少住院和死亡率。規律活動比起靜態生活的不良反應，更是少之又少。

至於穩定控制下的氣喘，身體活動並不會造成不良反應或讓症狀加劇，但是氣管痙攣還是可能會發生，所以平時良好的氣喘控制和預防策略十分重要。事實上，身體活動是減輕氣喘的最佳方法之一。研究顯示，身體活動有助於改善氣喘患者的肺功能和生活品質，因為活動可以減少發炎細胞因子，並且增加抗炎細胞因子，這可能有助於減輕呼吸道的慢性發炎反應，進而緩解氣喘症狀。

4. 心因性胸痛

在適當的醫療控制之前，身體活動的絕對禁忌症包括：近期急性心臟病發、心電圖變化顯示明顯缺血、不穩定心絞痛、有症狀或血液動力不穩的心律不整、嚴重主動脈狹窄、急性肺栓塞或肺梗塞、急性心肌炎或心包膜炎、懷疑或已知的主動脈剝離、急性全身性感染。

就算是會運動胸痛（心絞痛）的缺血性心臟病患者，規律身體活動的長期好處還是大於暫時些微增加的不良反應風險。雖然風險會隨著年紀和活動強度而增加，但還是非常低。如果心絞痛發生的頻率和嚴重度增加，就需要先尋求醫療評估，不可以貿然增加活動強度。

在急性心臟病發或心臟手術後 6 個星期內，所有的活動都必須遵從心臟專科醫師的建議。

靜態生活的心血管疾病患者，在從事高強度活動時和之後的 1-2 小時，會增加急性心血管意外的風險。然而，身體活動的絕對風險仍然非常低，而且風險會隨著心肺適能的改善而再降低，循序漸進慢慢地增加活動強度才是最重要的。

5. 心悸

身體活動時感覺到心跳加快是正常反應，但是有症狀而沒有治療控制的心律不整是身體活動的禁忌症。如果感覺到任何突然發生的不正常心率變化，就要減緩或停止活動。對於有治療控制的心房顫動，逐漸增加規律活動是有益的，可以減少死亡率，而且也不會有不良影響。

6. 血糖異常

對於糖尿病患者，身體活動的益處遠遠大於風險。身體活動時，可能會有暫時的血糖異常，低血糖是最常見的不良反應，不過有研究顯示，多多活動並不會增加嚴重低血糖的風險。而糖尿病患者也應該要注意，高強度活動會暫時讓血糖升高。

第一型糖尿病：低血糖是患者少見但最嚴重的不良反應。病患應該要攜帶血糖機並且保持警覺地測量，隨身準備好碳水化合物以備不時之需。身體活動後 24 小時都可能會增加低血糖的風險，尤其是在下午的活動可能會造成夜間低血糖。如果血液酮體異常，在找出原因前不應該開始身體活動。劇烈活動後可能會造成高血糖，小心不要過度矯正而變成低血糖。對於併發嚴重神經病變、自主神經功能障礙、末期腎病或嚴重視網膜病變的患者，可能需要專科醫師的建議。

第二型糖尿病：對於第二型糖尿病的患者，幾乎沒有活動的禁忌。身體活動會增加低血糖的風險，但不會有嚴重的不良反應。有周邊神經病變的患者要小心併發症，但也不需要避開負重的身體活動，記得穿著適當的鞋子分散足踝壓力，有助於減少皮膚損傷的風險。

7. 認知障礙

身體活動對於認知障礙的益處遠大於相關的風險。活動計畫應該要能維持動機和參與感，也應當要考量每個人的活動功能、疾病程度、溝通能力（包括視力和聽力障礙）、環境、跌倒風險，以及其他健康狀況。認知障礙的患者在活動時的不良反應很少見，但需要在監督下活動，適當的設備和安全十分重要。

8. 跌倒和衰弱

衰弱、缺少活動的族群能夠從增加身體活動獲得最多的益處。體況衰弱的族群一旦跌倒，常常會造成失能甚至死亡，增加身體活動可以減少跌倒的風險以及跌倒後受傷的機率，也能增加自信心。身體活

動也許比起其他的介入方式有較高機率發生不良反應，但是嚴重不良反應的機率很低，大部分是輕微的。

不管是從公共衛生或臨床角度來看，**身體活動幾乎是所有慢性疾病控制和預防的重點**。對於慢性疾病的族群，各種身體活動都相當安全，而且活動的好處遠遠超過風險，過度強調活動風險會阻礙這個族群開始從事身體活動。**對於穩定控制的慢性疾病患者，不需要在活動前常規的進行醫療評估**。「Start low, go slow」（輕輕來，慢慢加），只要依據每個人的體況，由低強度開始循序漸進地增加活動量和活動強度，就能夠安全地獲得活動的益處。

相對於醫療評估，慢性疾病患者需要的是能夠依據當前症狀的特殊考量，提供該如何活動的指引。當然，如果有任何新發生的症狀，或是原有的症狀變得更加嚴重，還是要停止活動先尋求醫療協助。

參考資料和延伸閱讀 ─────────────────

ACSM's Guidelines for Exercise Testing and Prescription, 11th Edition
https://www.acsm.org/education-resources/books/guidelines-exercise-testing-prescription

Benefits outweigh the risks: a consensus statement on the risks of physical activity for people living with long-term conditions
https://bjsm.bmj.com/content/56/8/427

Exercise and asthma – trigger or treatment?
https://www.sciencedirect.com/science/article/pii/S095461112300135X

阻力訓練對於慢性疾病的益處

　　阻力訓練的益處越來越受到重視，不過這些益處並非單純來自於肌力和肌肉量的增加。阻力訓練固然可以增加肌肉跟骨質，預防肌少症和骨質疏鬆症，避免衰弱和失能，但是在改善慢性疾病方面，阻力訓練最主要的功用是藉由增加活動能力和活動量，來進一步增進身體的各種代謝功能。

　　最常聽到的說法，骨骼肌是身體能量代謝最多的組織，只要增加肌肉量就能夠用掉更多葡萄糖，改善胰島素阻抗和能量代謝功能。但是靜止時 1 公斤的肌肉每天只能消耗 13 大卡，阻力訓練所增加的肌肉量可能才區區幾公斤，就基礎代謝能量消耗來看，影響並不大。更何況，有些人從事阻力訓練後，雖然肌肉量增加不多，但是肌力明顯進步很多。

　　由於身體活動時肌肉消耗的能量是靜止時的數十倍甚至上百倍（詳見《大夫訓練 I》第 1 章），所以重點不在於增加肌肉量，而是要利用增強的肌力來從事更多的身體活動。**增加活動能力和活動量，才是能直接改善能量代謝功能和預防慢性疾病的方法。**

　　那麼，阻力訓練增加肌力和肌肉量就不重要嗎？相反的，非常重要！大量的研究證據顯示，日常活動的力學刺激並不足以對抗老化所導致的肌肉流失和功能下降。

　　沒有規律從事阻力訓練的人，從 40 歲開始每年減少大約 1% 的肌肉量，而且隨著年紀會加速流失，到了 80 歲時快縮肌纖維會減少達 50%。這不是光靠保持身體活動或是吃保健食品就能夠避免，而且除了肌力和肌肉量，骨質也會隨著老化而流失。

　　很多老年人會抱怨沒有力氣、容易累、不想動、懶得出門、走路走不遠走不快、爬樓梯爬不上去、蹲下去站不起來等等諸多問題，可是活動時並不會氣喘吁吁，所以並不是心肺適能不夠，而是肌力不足所造成。因為肌力不足而減少活動能力和活動量，很快地心肺適能也會跟著衰退，變得更沒有體力去活動，形成惡性循環。

　　況且，隨著老化會更容易因為傷病而臥床，僅僅臥床一星期就可能會減少超過 10% 的下肢肌力。臨床上，我看過太多的老年人原本還能勉強行走，一旦臥床後就再也無法恢復活動能力，從此生理功能每下愈況。有沒有足夠的生理儲備，不但關係到能不能撐到傷病痊癒，更關係到傷病後能不能再站起來，能不能恢復到傷病之前獨立自主的生活品質。阻力訓練可以打破惡性循環，增加生理儲備。**足夠的肌力讓你可以動得更多，動得更多讓你可以活得更好**，這才是阻力訓練能帶給身體真正的益處。

參考資料和延伸閱讀 ───────────────────────────

Fit for surgery': the relationship between cardiorespiratory fitness and postoperative outcomes
https://www.ncbi.nlm.nih.gov/pmc/articles/PMC9545112/

Physical Activity and Cardiorespiratory Fitness as Modulators of Health Outcomes
https://www.mayoclinicproceedings.org/article/S0025-6196(22)00546-8/fulltext

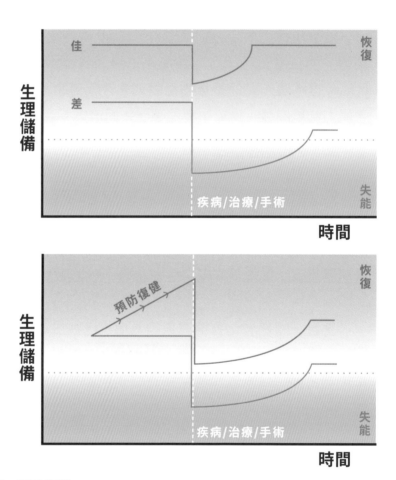

圖 3-1　預防復健

罹患疾病或治療時的生理狀態和臥床休息，都會造成身體素質和生理儲備快速下降，所以平時準備好足夠的生理儲備，是病後能否完全恢復的重要關鍵。就算已經罹患疾病也可以及早開始訓練，而不是等到治癒後再來補救。治療或手術之前盡量提升生理儲備，有助於之後的恢復，這就是「預防復健」（prehabilitation）的概念。

阻力訓練的風險

看到阻力訓練時要對抗那麼大的阻力，尤其是自由重量訓練要把那麼重的東西背扛在身上，許多人的第一個反應是：會不會很危險？會不會容易受傷？到我這把年紀了還有辦法做到嗎？

循序漸進並正確執行阻力訓練，受傷風險遠遠比其他種類的運動要低，甚至比被認為是「最緩和」的跑步還低。因為阻力訓練可以在事前先作評估，找一個安全舒適的室內環境，選擇適當的動作、強度、頻率、次數，所有的訓練變項都可以根據個人的體況和需求加以設計安排，訓練中也可以依據狀況變化隨時彈性調整。相對來說，其他運動就可能有太多不可操控的變項會造成受傷，例如在馬路上跑步或騎自行車可能會遭遇交通意外，球類運動可能會有不可預測的身體碰撞，戶外活動在太過極端的天候氣溫下可能會中暑或失溫等等。因此，阻力訓練的受傷風險遠遠少於其他運動，而且隨著逐漸建立良好的肌力和體能，也就更能減少在運動和日常活動中受傷的機會。

但是中老年人難免會有一些身體退化和慢性疾病，因此也較容易擔心阻力訓練會不會對於這些問題造成不良的影響，甚至危及生命安全。和阻力訓練相關的傷病風險，主要是心血管系統意外的發生，以及神經和肌肉骨骼系統的退化。

參考資料和延伸閱讀
Relative Safety of Weightlifting and Weight Training
https://athleticperformanceacademy.co.uk/wp-content/uploads/2020/04/Hamill_Relative_Safety-3.pdf

心血管系統疾病

　　阻力訓練時最令人擔心的問題，就是會不會發生心腦血管的突發意外，例如腦中風或心肌梗塞，因為嚴重時可能會導致死亡。對於有心血管疾病危險因子（如代謝症候群的高血糖、高血壓、血脂異常）或是已有心血管疾病的患者，充足的身體活動對於改善這些危險因子和促進身體健康十分重要，除了可以增進心肺適能的有氧活動，阻力訓練也是必要的。研究顯示，在阻力訓練中發生心血管意外的機會相當低，甚至比高強度有氧活動還要更低，對於危險因子有良好控制的慢性疾病患者，發生心血管意外的機會並不會比正常人來得更高。

　　有心血管疾病或危險因子的族群，必須要先控制好這些疾病和危險因子，再尋求專業的醫療評估和訓練安排。記得「Start low, go slow」原則，由低強度開始循序漸進地慢慢增加，其實阻力訓練非常安全。而且隨著規律的訓練，身體將會更加健康和強壯，風險也會跟著降低，就能再往上提升訓練強度，給身體更大的刺激來增進身體素質，形成良性的循環。過度強調阻力訓練的風險，反而會阻礙這類族群開始訓練的意願，因此無法得到阻力訓練的益處，這樣十分可惜。

參考資料和延伸閱讀 ─────────────

Resistance Exercise in Individuals With and Without Cardiovascular Disease
https://www.ahajournals.org/doi/10.1161/01.CIR.101.7.828

神經、肌肉骨骼系統退化

隨著年紀漸長，神經系統會跟著退化，神經傳導速率也會隨之變慢，再加上一些疾病的影響，例如腦中風、失智症、小腦病變、周邊神經病變等等，都會使得肌力減退，以及本體感覺、動作控制和反應能力變差。這時不僅是從事阻力訓練或其他運動會有危險，甚至連日常活動都有跌倒受傷的可能。而阻力訓練可以刺激神經系統，預防失智，也能增加肌力，訓練平衡和動作控制，反而可以減少各種危險。

不管是退化或是其他疾病造成的肌肉骨骼問題，常常會出現關節疼痛變形、活動度受限、動作控制不良等等狀況，似乎沒有辦法做出一般常見的訓練動作，而高強度阻力訓練要用那麼大的負荷壓在身上，會不會使得原本的問題雪上加霜？其實適當的阻力訓練並不會加重原本的肌肉骨骼疾病，而且正好相反，增強肌力和組織耐受度，除了可以在日常活動中較不容易痠痛和受傷，對關節更具有保護作用。人體在活動時除了需要肌力來移動軀幹和肢體，更需要肌力來吸收力量以穩定和減速，如果沒有肌力作為緩衝，則所有外力都將由骨骼關節承受，會更容易造成發炎疼痛，使原有的肌肉骨骼問題更加惡化。

對於神經系統、肌肉骨骼疾病患者的訓練，因為有許多動作上的限制，所以就必須要仔細評估後再來安排。動作控制很重要，因為動作控制不良，會使得身體在不佳的姿勢下做出無效率的動作，也會使得身體組織承受不平均或過大的應力，因而容易受傷。

　　但是不要擔心，並不需要先有完美的動作控制才能開始阻力訓練，阻力訓練是以人體自然動作為主，其中有很多種選擇，可以根據訓練的基本原理，再按照每個人的體況和能力，選出合適的「進、退階」訓練動作，並避開動作控制的問題，然後一邊矯正動作控制，一邊進行阻力訓練，這麼做一樣可以達到很好的訓練效果。

　　過度強調動作控制，或是花過多的時間在矯正動作控制，這樣只會妨礙盡早獲得阻力訓練益處的機會（詳見《大夫訓練 I》第 2 章）。

參考資料和延伸閱讀 ————————————————————————

The Importance of Resistance Exercise Training to Combat Neuromuscular Aging
https://www.ncbi.nlm.nih.gov/pmc/articles/PMC6586834/

Resistance Training as a Tool for Preventing and Treating Musculoskeletal Disorders
https://link.springer.com/article/10.1007/s40279-016-0507-z

Progressive resistance training in chronic musculoskeletal disorders
https://www.scielo.br/j/rbr/a/NhxZ8DkgbxdkprkXw7Tqchs/?lang=en&format=pdf

不訓練的風險

不管是有氧還是阻力訓練，如果只是擔心訓練的風險，那有沒有想過不訓練會有什麼風險？不訓練的風險就是放任老化，沒有足夠的活動能力和生理儲備，最後不免要面對衰弱失能。

人們往往對眼前微小的風險過度放大，而對日後巨大的風險視而不見。例如許多慢性疾病的患者，醫師希望能夠規律地服藥控制，但是病患常常擔心長期服藥會造成身體傷害而有所抗拒，想著現在除了檢查結果有些不正常，血壓、血糖、血脂稍高之外，身體並沒有感覺到不舒服，所以就覺得無所謂。但是卻沒想到如果沒有好好的控制血壓、血糖、血脂，隨之而來的可能是失明、洗腎、腦中風、心肌梗塞，等到這些病況發生就為時已晚，往往難以補救和挽回。

又例如老年人因為跌倒而骨折，尤其是會影響到行動能力的髖部骨折，標準建議是需要手術治療，如此才能盡快減少疼痛和及早恢復身體活動，以避免產生併發症。但是病患、家屬一聽到醫師建議要開刀，常常問的第一句話就是：「開刀會不會有危險？」老年人多少都有些慢性疾病，而且常常沒有好好控制，再加上身體器官功能退化，在麻醉和手術時當然會有風險，但是不開刀就萬無一失嗎？長時間的臥床將會產生更多更嚴重的併發症。

因為疼痛不敢移動、翻身，容易產生壓瘡。不敢深呼吸、咳嗽，排痰功能不好，容易感染肺炎。缺乏身體活動使得腸胃蠕動變慢，消

化吸收功能不佳，容易營養不良。長期服用止痛藥，容易造成腸胃道出血，以及影響肝、腎功能。綜合以上狀況來看，不開刀的風險是遠遠大於開刀的風險。根據統計，髖部骨折如果沒有手術治療，一年的死亡率可能會超過 50%，比某些癌症的死亡率更高。所以開刀雖然有風險，但是目的是為了預防更大的風險。

阻力訓練也是一樣，阻力訓練雖然風險很低，卻也無法保證完全沒有風險，但是**阻力訓練的目的是為了預防更大的風險**。而且阻力訓練是希望能夠搶先一大步，趕在需要醫療介入之前，就能夠提升身體素質和和生理儲備，減緩老化和預防慢性疾病的發生，以及避免慢性疾病所造成的併發症和衰弱失能。就算沒有從事阻力訓練，在缺乏身體活動和慢性疾病控制不良的狀況下，肌肉骨骼損傷和心血管意外也早晚可能會發生，所以不能把所有的風險都歸咎到阻力訓練上。

參考資料和延伸閱讀

Mortality and Related Risk Factors of Fragile Hip Fracture
https://onlinelibrary.wiley.com/doi/full/10.1111/os.13417

心血管疾病和運動訓練

　　身體活動時最怕突發的心腦血管意外，例如心肌梗塞或腦中風，或更嚴重的心因性猝死。尤其原本就有心血管病史或危險因子的人，更是擔心在劇烈活動上氣不接下氣時，會不會發生什麼突發狀況。事實上，對於健康的人，在身體活動時發生心血管意外的風險非常地低，高強度有氧活動的確會暫時提高心血管意外的風險，但是隨著活動量規律地增加，心肺適能逐漸地提升改善，心血管意外的風險也會隨之降低，而風險最高的就是缺乏規律身體活動的靜態生活。

　　身體活動時會發生心因性猝死的原因，在年輕人之中最常見的是遺傳性或先天性心血管異常，包括肥厚性心肌病變、冠狀動脈異常、主動脈瓣狹窄、主動脈剝離和破裂、二尖瓣脫垂、心律不整等等。

　　而在中老年人之中最常見的是冠狀動脈疾病,目前認為心臟快速收縮會導致冠狀動脈的痙攣和扭曲,使得冠狀動脈上原有的粥狀硬化斑塊破裂而造成血小板凝集,進而形成血栓而產生心肌梗塞,但斑塊破裂形成血栓的位置不見得是原本冠狀動脈狹窄的地方,所以並沒有辦法可以事先檢查和預防治療。另外,劇烈活動時的心肌缺氧,兒茶酚胺(腎上腺素、正腎上腺素)活性增加,也都可能會促成致命性心律不整的發生。

　　這也是為什麼高強度有氧活動發生心血管意外風險會大於高強度阻力訓練的原因,但是不管是有氧活動或是阻力訓練,絕對風險都還是相當地低,大家不用因噎廢食而不敢運動訓練。

　　此外,有氧活動在改善心肺適能方面的效果,並不只是來自高強度,長時間低強度的第二區心率訓練,甚至在日常生活中累積足夠的身體活動,都是安全有效的好方法。阻力訓練方面,研究也顯示,高強度阻力訓練對於增強肌力的效果優於低強度,而且不會有較高的心血管意外風險,加入阻力訓練也比單單從事有氧活動更能夠改善活動能力和生活品質。

　　另一方面,要評估或預防身體活動所產生的心血管意外風險其實相當困難,最主要的原因就是絕對風險實在太低,所以很難驗證這些評估或介入是否真的有減少風險的效果。就算先進行運動測試,但運動測試本身也有風險,而且也不見得能減少在實際活動時的風險。不管如何,雖然風險很低,如果已經有心血管疾病,有疑慮的話可在訓

練前先進行醫療評估，但不應該過度強調身體活動的風險。至於只有心血管疾病危險因子，但沒有心血管疾病或症狀的一般人，大多可以直接從事中強度的身體活動，不需要先進行醫療評估。

比較重要的是，每個人都要能夠懂得觀察自身的狀況，如果出現心腦血管意外的相關症狀，例如胸悶、胸痛、呼吸困難，或頭暈、頭痛、臉歪嘴斜、半側肢體無力等等情況，就必須馬上尋求醫療協助。

雖然在運動訓練時難免會要提高強度，但是如果訓練者平時缺乏身體活動、體況較差，或是有心血管疾病的病史，就要由低強度開始，讓身體逐漸適應之後，再循序漸進地慢慢增加強度，掌握「Start low, go slow」原則才是正確安全的做法。此外，不只是在運動訓練會發生心血管意外，在日常生活中更可能會遇到，所有人都應該接受急救訓練，才能提高心血管意外發生時存活的機會。

參考資料和延伸閱讀 ————————————————————

Exercise effects on cardiovascular disease: from basic aspects to clinical evidence
https://academic.oup.com/cardiovascres/article/118/10/2253/6363794

Cardiovascular Disease and Exercise: From Molecular Mechanisms to Clinical Applications
https://www.mdpi.com/2077-0383/11/24/7511

Exercise and Acute Cardiovascular Events
https://www.ahajournals.org/doi/10.1161/CIRCULATIONAHA.107.181485

High-Load and Low-Load Resistance Exercise in Patients with Coronary Artery Disease: Feasibility and Safety of a Randomized Controlled Clinical Trial
https://www.mdpi.com/2077-0383/11/13/3567

Combined resistance training with aerobic training improves physical performance in patients with coronary artery disease: A secondary analysis of a randomized controlled clinical trial
https://www.frontiersin.org/articles/10.3389/fcvm.2022.909385/full

阻力訓練與心血管疾病

　　阻力訓練的目的主要是增加肌力和肌肉量，以及隨之增強的其他肌力特質，例如肌耐力和爆發力，另外也有刺激骨骼和神經系統產生向上適應的效果，所以阻力訓練可以增進活動能力，維持生活獨立自主，以及促進良好生活品質。而且越來越多的研究顯示，阻力訓練也是改善心血管健康的有效方法，可以降低心血管疾病的罹患率和總死亡率，對有氧活動產生互補和加乘的效果。

　　肌肉收縮具有力學和代謝特性。力學分類是根據肌肉收縮時所產生的肢體動作，分為向心、離心和等長收縮。代謝分類是根據能量產生時是否使用氧氣，分為有氧和無氧。身體活動的有氧或無氧程度，主要取決於活動強度相對於個人進行該類型活動的能力。大多數的身體活動都同時包括動態和靜態收縮，以及有氧和無氧代謝。

　　從生理反應來看，有氧活動時主要的心血管反應是增加攝氧量、心輸出量和心率。活動時收縮壓會升高，舒張壓持平或略為下降，周邊血管阻力下降。因此，**有氧活動施加於心血管系統的主要是容積負荷。**阻力訓練時心輸出量增加和反射性血管收縮，以及收縮肌肉內壓超過血管內壓，會讓心率、收縮壓、舒張壓和周邊血管阻力隨著用力的程度而增加。因此，**阻力訓練施加於心血管系統的主要是壓力負荷。**

　　阻力訓練會增加左心室壁的厚度，這是對於壓力負荷所產生的生理反應，用於減少心肌纖維的收縮負荷，以維持正常的左心室壁應力。

　　雖然阻力訓練沒有很大的有氧負荷，但是一些研究顯示，阻力訓練可以增加最大攝氧量，降低心率和收縮壓。阻力訓練對於血管內皮功能的影響目前還沒有定論，有的研究顯示有改善，有的顯示沒有影響。有氧活動可以減少動脈硬化，但是阻力訓練對於動脈硬化的影響目前仍不確定。有研究認為，阻力訓練所產生的動脈硬化，可能是為了避免訓練時高血壓造成血管過度擴張的生理適應，停止阻力訓練後就會恢復。

　　產生活性氧物質和抗氧化保護之間的不平衡會造成氧化壓力，這與老化和疾病有關。身體活動對於氧化壓力會產生正面還是負面的影響，取決於活動的類型和強度，以及個人的基礎體適能程度。一些研究顯示，低－中強度的有氧活動可以減少氧化壓力。也有研究顯示，阻力訓練也有助於減少氧化壓力，因為以有氧活動的強度來看，阻力訓練就屬於低－中強度的有氧活動。

　　良好的生活品質是能夠做自己想做的事情和保持生活的獨立自主。由於各種慢性疾病而休息或臥床的患者，往往肌力會快速減退，導致各種日常活動能力的快速下降，因此失去獨立自主和生活品質。阻力訓練不管是在病前增加生理儲備或是在病後促進恢復，都有助於預防或減少這些因病臥床所造成的後遺症。

　　老化或身體活動下降導致肌肉量減少所造成的代謝效應，會促成肥胖、胰島素阻抗、第二型糖尿病、血脂異常和高血壓等等慢性疾病。而肌肉是葡萄糖和脂肪代謝的主要組織，是影響身體能量消耗的主要因素。

研究顯示，無論心肺適能的程度如何，肌力與總死亡率和代謝症候群罹患率呈負相關，也就是肌力越好，則總死亡率和代謝症候群風險就越低。

高血壓

雖然阻力訓練對於降低血壓的效果不大，但是每降低 1 mmHg 的血壓都有益處。研究顯示，收縮壓只要降低 3 mmHg 就可以減少 5-9% 心血管疾病、8-14% 腦中風和 4% 總死亡率。

血脂異常

阻力訓練和肌肉量增加對於脂肪代謝沒有直接的影響。但是對於血脂異常和其他代謝症候群的危險因子，阻力訓練增強肌力，可以達到增加身體活動和改善血脂異常的效果。

心臟衰竭

傳統上不鼓勵心臟衰竭患者從事阻力訓練，因為擔心會進一步的損害左心室功能。實際上，心臟衰竭患者在適當的強度下從事阻力訓練，血流動力反應並沒有超過標準運動測試時的程度。因此，阻力訓練似乎可以安全地納入心臟衰竭患者的復健計畫中，但還需要進一步的研究。

周邊動脈疾病

周邊動脈疾病是因為肢體的動脈發生粥狀硬化，因而導致動脈狹窄和血流量減少，通常會造成行走時腿部疼痛，並且可能使得肌肉量和肌力減少，嚴重時組織會因為缺血而壞死。維持身體活動對於周邊

動脈疾病很重要，研究顯示，阻力訓練對於周邊動脈疾病也有益處，能加強肌力和肌肉量，以及減輕行走時的腿部疼痛，而且中－高強度的阻力訓練比低強度更有效。

糖尿病

糖尿病、葡萄糖耐受性不良和胰島素阻抗會增加心血管疾病的風險。肌肉收縮會增加肌肉的葡萄糖利用，並提高胰島素敏感性，阻力訓練可以降低糖尿病患者的糖化血色素，這是長期血糖控制的指標，而血糖控制的改善幅度與阻力訓練的強度有關，強度較高的效果較好。

體重控制和身體組成

目前對於治療或預防肥胖的活動建議主要集中在有氧活動，但是阻力訓練增加的肌肉量，能夠加強有氧活動時的熱量消耗，可能有助於控制體重。此外，充足的肌力可以促進動態生活，防止與老化相關的脂肪增加，而且阻力訓練有助於減少與代謝症候群相關的內臟脂肪。

老年人

阻力訓練的益處主要是增加肌力和肌肉量，因此對身體虛弱和功能不良的族群特別有幫助。阻力訓練有助於加強老年人的身體功能，包括步行耐力、步行速度和動態平衡，也能減少老年人的跌倒風險。對於冠狀動脈心臟病患者，阻力訓練可以增進肌力、肌耐力和生活品質。研究顯示，老年人從事阻力訓練不僅會增加基礎能量消耗，還能增加日常的身體活動，因此會增加每日總能量消耗和改善代謝功能。

阻力訓練前是否需要評估

　　對於心血管疾病和其他慢性疾病的患者，從事阻力訓練前要考量安全性，研究結果和臨床經驗均顯示，**阻力訓練相對安全，與有氧活動的風險類似，甚至更安全**。阻力訓練的心血管風險取決於年齡、身體活動習慣、體適能程度、心血管病史和阻力訓練強度。高強度阻力訓練（80-100% 1RM）或是做到力竭會讓血壓升高，但是避免閉氣用力的低 – 中強度阻力訓練和不要做到力竭並不會讓血壓過度升高。中 –高風險心臟病患者從事阻力訓練需要良好的臨床判斷和密切監測，對於健康成人、低風險心臟病患者和控制良好高血壓患者，阻力訓練是安全的。

　　所以心血管疾病和其他慢性疾病的患者，在從事阻力訓練前是否需要醫療評估？

　　進行醫療篩檢和評估的目的，是為了事先了解不穩定的體況，以減少發生不良事件的風險。但是**不要因此而變成阻礙訓練的原因，並且要避免不必要和昂貴的醫療評估**，況且這些評估本身可能也有風險。對於沒有從事過阻力訓練的人，不論年齡、健康狀況或體適能程度，都不應該從高強度開始。因此，有些學會、組織認為不需要在阻力訓練前先進行醫療測試，因為阻力訓練始終應該從低強度開始，再循序漸進。即使阻力訓練對於大多數的慢性疾病是相對安全，而且益處遠大於風險，但是仍然有些禁忌症，因為風險太高而不宜從事阻力訓練，或是必須要加以治療控制之後，才能從事阻力訓練。

阻力訓練的絕對禁忌症	阻力訓練的相對禁忌症 （應先諮詢醫師）
· 不穩定的冠狀動脈心臟病 · 代償不良的心臟衰竭 · 沒有控制的心律不整 · 嚴重肺動脈高壓 （平均肺動脈壓＞ 55mmHg） · 嚴重和有症狀的主動脈狹窄 · 急性心肌炎、心內膜炎、心包膜炎 · 沒有控制的高血壓 （收縮壓＞ 180mmHg 或 舒張壓＞ 110mmHg） · 主動脈剝離 · 馬凡氏症候群（Marfan syndrome） · 視網膜病變（不可高強度）	· 冠狀動脈心臟病的主要危險因子 · 糖尿病 · 沒有控制的高血壓 （收縮壓＞ 160 mmHg 或 舒張壓＞ 100 mmHg） · 低有氧能力 （心肺適能＜ 4 METs） · 肌肉骨骼限制 · 植入心臟節律器或去顫器

近期患有心肌梗塞、經皮或手術冠狀動脈再灌流或其他開心手術的患者，最好先在有監督的心臟復健計畫中進行訓練。症狀穩定的心血管疾病患者毋須進一步醫療診斷測試，即可從事低 – 中強度的阻力訓練，前提是須具有可接受的心肺適能（≥ 4 METs）。如果患者的健康狀況發生變化，或在阻力訓練時出現胸部不適、呼吸急促等等症狀，應立即停止訓練，並尋求醫療協助。另外，安裝心臟節律器的患者從事上半身的阻力訓練應先諮詢醫師，因為反覆性動作可能會導致節律器導線的斷裂或移位。

在沒有禁忌症的情況下，應該鼓勵第二型糖尿病患者從事阻力訓練。患有糖尿病神經病變的患者要特別小心，因為本體感覺和疼痛感覺的缺損，會更容易發生姿勢性低血壓和肌肉骨骼損傷。視網膜病變對於高強度阻力訓練是禁忌症，因為可能會引起玻璃體出血和視網膜剝離。

心血管疾病的阻力訓練原則

雖然肌肉骨骼限制、嚴重關節炎、嚴重骨質疏鬆、神經病變或腦中風的神經系統後遺症會讓阻力訓練的風險增加，但是這些患者可以從阻力訓練獲得更深遠的益處，所以不應排除在外。與自由重量相比，使用機械器材進行阻力訓練可能是比較安全的方法，並且應該尋求專業人士的指導。

開始從事阻力訓練的重點，是要有時間讓肌肉骨骼適應，並練習良好的動作控制和操作技術，以減少肌肉過度痠痛和受傷的風險，尤其是對於姿勢不良、動作不佳、活動度受限、學習緩慢的老年人。雖然強調需要足夠強度的阻力訓練才能達到較好的效果，但是不要忘了動作品質的好壞比阻力大小更加重要。初期的阻力設定，應該要能達到課表安排的反覆次數而不會太過吃力，這點對於心血管疾病患者要特別注意。

阻力訓練應該要納入各個主要肌群的動作。在訓練初期，單組和多組課表在改善肌力方面幾乎相同，建議每星期至少進行 2 天的單組

而不是多組課表，因為省時有效。如果時間許可，可以增加到每星期
3 天。對於心血管疾病患者，應該適度降低阻力並且不要做到力竭，
以避免閉氣用力。冠狀動脈繞道手術的患者應該在術後避免上半身阻
力訓練 8-12 星期，以使胸骨適當癒合。

開始阻力訓練時，建議的強度可以從 40-60% 1RM（低強度）開
始。無論有無心臟疾病（包括心臟衰竭），大多數的訓練強度可以到
60-80% 1RM（中強度），如果沒有禁忌症就可以超過 80% 1RM（高
強度）。由於初學者和慢性疾病患者大多無法或不適合去測試 1RM，
所以阻力的強度可以用反覆次數來設定。

1RM 指的是只做一下的最大負荷，而 60-80% 1RM 的範圍就是可
以做 8-15 下的負荷，這會因為體況和肌群的不同而有誤差，有誤差沒
有關係，有個大略的區間做到漸進式超負荷即可，也就是在每次訓練
時逐漸增加阻力。另外要注意的是不要做到力竭，一般會建議有 2 下
的保留次數，也就是即使能做到 8 下才沒力，也只要做 6 下就好，不
要硬拚最後那 2 下。

隨著進步就要增加負荷以促進肌力的提升。可以經由調節下述幾
個變項來進行超負荷：增加阻力，增加每組的反覆次數，增加每次訓
練的組數，以及減少組間或訓練間的休息時間。建議在增加阻力之
前，先試著增加反覆次數，例如原本只能做 8 下，因為進步後覺得變
輕鬆，可以逐步增加到做 10 下，等到做 10 下都覺得輕鬆，就再增加
阻力回到做 8 下。

　　為了監測心血管系統對於阻力訓練的反應，通常建議測量心率、血壓和自覺疲勞。阻力訓練的心率反應通常低於有氧活動，可能無法真實反映心肌的整體壓力。比起心率，阻力訓練時收縮壓升高可能對於心血管系統的影響更大，但是阻力訓練無法在動作期間即時測量血壓，而在動作後測量血壓可能會低估動作期間的升壓反應。無論使用何種監測方式，當出現頭暈、呼吸急促、胸痛或胸悶、心律不整等等不適症狀，都是繼續訓練的禁忌症，如果出現任何這些狀況，就應該立即停止阻力訓練。

參考資料和延伸閱讀

The effect of progressive resistance training on aerobic fitness and strength in adults with coronary heart disease: A systematic review and meta-analysis of randomised controlled trials
https://academic.oup.com/eurjpc/article/24/12/1242/5926888

Resistance Exercise in Individuals With and Without Cardiovascular Disease: 2007 Update
https://www.ahajournals.org/doi/full/10.1161/CIRCULATIONAHA.107.185214

Resistance Exercise Training in Individuals With and Without Cardiovascular Disease: 2023 Update: A Scientific Statement From the American Heart Association
https://www.ahajournals.org/doi/10.1161/CIR.0000000000001189

伐氏操作與心腦血管意外

　　也許大家曾經看過在網路上流傳的一些影片，內容是在阻力訓練後突然昏倒，讓人誤以為這是發生心腦血管意外，也就是心肌梗塞或腦中風。這種突然昏倒的情況可能是因為血管迷走神經性昏迷（vasovagal syncope）所造成，血管迷走神經性昏迷是因為用力閉氣等等的外在刺激，使得副交感神經過度興奮，這樣會讓心率變慢、血壓下降，可能因此而造成昏迷。

　　阻力訓練時要用力閉氣來增加體腔內的壓力，稱為伐氏操作 (valsalva maneuver)，可以幫助穩定核心、保護脊椎，在阻力訓練時能承受更高的負荷。伐氏操作對於血壓的影響分為幾個階段，一開始會先讓血壓升高，但在維持閉氣幾秒後，除了副交感神經過度興奮減慢心率的影響，胸腔壓力增加也會減少血液回流和心臟輸出，血壓反而因此降低，最後在結束閉氣時血壓又會反彈升高。在血壓過低時，輕則產生眼前發黑、眼冒金星、頭暈頭痛的「努責效應」，嚴重時就可能會突然昏倒。

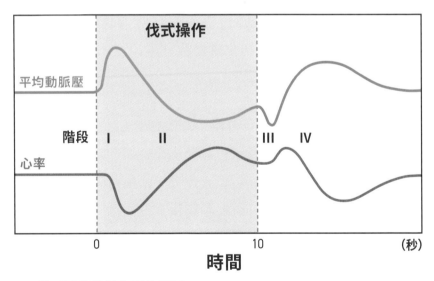

圖 3-2　伐氏操作對於血壓的影響

伐氏操作對於血壓的影響分為 4 個階段。第 I 階段，因為動脈受到體腔內壓力的壓迫，所以血壓會先升高，但是因為副交感神經反射而使得心率降低。第 II 階段，因為心率降低和體腔內壓力減少血液回流，造成心臟輸出下降，血壓因此降低。第 III 階段，在恢復正常呼吸時，體腔內壓力對動脈的壓迫減少，因而血壓也降低。第 IV 階段，體腔內壓力下降使得血液回流增加，血壓又會反彈升高。

　　不只是在阻力訓練時，日常生活中的咳嗽、解便、嘔吐時也會閉氣用力，這時也可能會出現這種頭暈或昏迷的狀況，遇到時毋須緊張，通常在平躺休息之後，就會立即恢復。如果持續昏迷或是有其他不舒服的症狀，就要盡速送醫治療。

　　當劇烈活動時，不管是有氧還是阻力訓練，改變血壓和血流動力的確有可能會使得原本血管內的粥狀硬化斑塊破裂，進而產生血栓阻塞血管，造成心肌梗塞或缺血性腦中風，但是發生的機會非常低，切記身體活動的好處遠遠大於風險。然而，在活動時過高的血壓，尤其是高強度阻力訓練時伐氏操作狀態下的血壓可能高達 300mmHg 以上，這時有沒有可能會讓血管「爆掉」，也就是出血性腦中風（顱內出血）或主動脈剝離？

　　發生的機會微乎其微，文獻資料幾乎都是個案報告。這種出血性腦中風大多是因為原本就有的腦血管病灶破裂所引起，例如血管瘤或動靜脈畸形。腦袋裡面有顆大炸彈，本來在任何狀況下就有隨時爆炸的可能，不管是吃飯、聊天、看電視、性行為。而主動脈剝離的危險因子，主要是未控制的高血壓、血管硬化、先天結締組織問題、家族病史、主動脈瘤和主動脈擴大等等，使得主動脈血管的內層產生裂痕。

　　伐氏操作會不會增加這類血管病灶破裂的風險，其實無從得知。一是案例真的太少，二是絕大部分的病灶在破裂之前並不知道，所以沒辦法統計伐式操作所增加的風險。雖然很多專業學會、機構的指引都建議，有心血管疾病的患者在阻力訓練時不可閉氣用力，但大多都

沒有嚴謹的研究證明，所以伐式操作到底會增加多少的風險，並沒有明確的數據。研究也顯示，阻力訓練時閉氣用力的程度，是要依據阻力訓練的強度來調節，並不是死命用力地去憋氣，所以控制阻力訓練在合理強度，而且不要做到力竭，那麼阻力訓練時閉氣用力的程度會比單做伐式操作要來得小。況且，日常生活中也無法避免遇到需要閉氣用力的狀況，尤其是排便不順時。

這並不是要大家完全忽視阻力訓練和閉氣用力的可能風險，而是**要以小心代替擔心，謹慎代替恐懼**。人生難免會遭逢意外，有時意外發生只是剛好碰巧在那個時間點，而跟當時在做什麼事情無關。真正會造成危險的不是阻力訓練或閉氣用力，而是沒有治療的疾病本身。先治療疾病到穩定控制的程度，再開始訓練和循序漸進地增加訓練強度，隨著體況的慢慢進步，疾病就能夠控制得更好，也能夠接受更高強度的訓練，形成越來越健康強壯的良性循環。

參考資料和延伸閱讀

The Valsalva manoeuvre: physiology and clinical examples
https://paulogentil.com/pdf/The%20Valsalva%20manoeuvre%20-%20physiology%20and%20clinical%20examples.pdf

The Valsalva Maneuver: Its Effect on Intra-abdominal Pressure and Safety Issues During Resistance Exercise
https://journals.lww.com/nsca-jscr/fulltext/2013/08000/the_valsalva_maneuver__its_effect_on.39.aspx

Effect of heart rate on the hemodynamics in healthy and stenosed carotid arteries
https://pubs.aip.org/aip/pof/article-abstract/35/6/061906/2897343/Effect-of-heart-rate-on-the-hemodynamics-in

The Valsalva & Stroke
https://startingstrength.com/article/the_valsalva_and_stroke

Weight lifting and aortic dissection: more evidence for a connection
https://pubmed.ncbi.nlm.nih.gov/16847387/

阻力訓練和動脈硬化

　　有些研究也指出，阻力訓練可能會減少動脈的順應性，也就是會造成「動脈硬化」，進而增加心血管疾病的風險。所謂的動脈硬化，指的是動脈管壁變硬沒有彈性，動脈管壁有彈性，可以緩衝心臟輸出血液的壓力，用以調節血壓和減少心臟輸出的負荷。

　　「病理性」的動脈硬化，也就是大家所擔心的粥狀動脈硬化，其形成原因，一方面是沒有控制的高血壓使得血管內皮受損，另一方面是膽固醇堆積在血管內皮造成慢性發炎反應，血管內皮因此而增厚變硬，甚至會產生粥狀硬化斑塊，導致動脈管腔失去彈性和嚴重狹窄。

　　粥狀動脈硬化好發在心臟冠狀動脈、頸動脈和顱內動脈，嚴重的話連四肢動脈也都會發生。粥狀動脈硬化的危險因子，主要是高血壓、糖尿病、血脂異常，也就是代謝症候群的三高。另外，遺傳、老化、肥胖、男性、抽菸等等因素也都會造成影響。粥狀動脈硬化不但會讓動脈彈性減少，而且常常伴隨管腔狹窄，這樣會使得血流減小，心臟輸出的負荷增加，血壓增高，最後形成惡性循環，反過來使得動脈硬化更加嚴重。

　　粥狀動脈硬化造成的血壓升高，心臟輸出負荷增大，長期下來會導致心臟肥大，甚至心臟衰竭。此外，因為組織的血液灌流不足，嚴重時會導致組織缺氧。例如心臟冠狀動脈硬化，在日常生活中並沒有什麼

異狀，但是在劇烈活動就有可能會因為心肌缺氧而產生心絞痛，也就是狹心症。更嚴重者，還可能因為血管壁堆積的斑塊破裂、剝落，使得動脈產生血栓而急性阻塞，造成組織壞死，例如急性心肌梗塞、缺血性腦中風等等。這也就是為什麼要特別注意粥狀動脈硬化的原因。

至於阻力訓練對於動脈硬化的影響，其實目前還沒有定論。有的研究顯示，不同的訓練強度，對於不同的年齡和不同的性別會有不同的影響。通常高強度的阻力訓練比較有可能會增加動脈硬化的程度，而低–中強度就如同有氧活動的效果一樣，反而可以減少動脈硬化。

在阻力訓練會導致動脈硬化的研究裡，動脈硬化是在訓練後就會立即產生的急性反應，但是持續訓練數個月之後，硬化的程度就會達到穩定狀態，約略增加 10-20%，不會無限制地硬化下去，而且停止訓練後動脈就會恢復訓練前原本沒有硬化的彈性。這暗示了阻力訓練造成動脈硬化的發生機轉，是不同於長期高血壓、膽固醇堆積和慢性發炎所產生的粥狀動脈硬化。

阻力訓練造成動脈硬化的原因機轉目前仍不清楚，可能是因為訓練時的瞬時高血壓，導致血管內皮細胞調控血管壁的能力發生變化所致。但是阻力訓練所造成的動脈硬化並不像粥狀動脈硬化一樣會使得血管變窄血流變少，反而是管腔變大血流增加，剛好抵消了動脈硬化可能造成的不良影響。此外，阻力訓練可以改善身體組成，減少肥胖，降低血壓、膽固醇和血糖，對於粥狀動脈硬化的危險因子都有正面的影響。

所以說阻力訓練造成動脈硬化，是血管為了適應訓練時瞬時高血壓所產生的「生理性」變化，而不同於「病理性」的粥狀動脈硬化，兩者不能相提並論。已經有粥狀動脈硬化或其他心血管疾病危險因子的人，平常可能沒有任何的症狀，但是堆積在動脈血管內壁的硬化斑塊，遇到訓練時的劇烈血壓變化，就有可能會破裂、脫落，因此而造成急性梗塞或管壁剝離，雖然發生的機會並不高。

在阻力訓練前，要先了解是否有心血管疾病或高血壓、糖尿病、血脂異常等等病史。在訓練時要小心地安排和控制強度，不要為了拚強度而死命地閉氣用力，隨著訓練之後身體素質進步，才能夠循序漸進且安全的增加訓練強度。

雖然阻力訓練時發生嚴重心血管意外的機會非常低，但也要了解紅色警戒（red flag）是什麼。訓練時，如果有不舒服，如胸悶、胸痛、呼吸困難等心肌梗塞症狀，或是頭暈、頭痛、臉歪嘴斜、單側肢體無力等等腦中風的情形，就要盡速就醫，千萬不要堅持把課表做完。

參考資料和延伸閱讀 ───────────────────────

The effects of strength training on central arterial compliance in middle-aged and older adults
https://academic.oup.com/eurjpc/article/15/2/149/5933045

The Relationship Between Arterial Stiffness and Resistance Training
https://www.ncbi.nlm.nih.gov/pmc/articles/PMC8731674/

Effects of Resistance Training on Arterial Stiffness in Healthy People: A Systematic Review
https://www.ncbi.nlm.nih.gov/pmc/articles/PMC7429424/

第二型糖尿病和運動訓練

　　第二型糖尿病大部分都可以預防，而且通常經由改變生活型態就能夠控制，例如增加身體活動。**在任何類型的身體活動中，骨骼肌會經由非胰島素依賴途徑來增加葡萄糖的利用**，也就是肌肉收縮時不需要依靠胰島素，就可以讓血糖進入到肌肉細胞中加以使用。

　　身體活動後的胰島素敏感性改善會持續長達 72 小時，血糖降低的程度與身體活動的持續時間和強度密切相關。除了活動後立即的益處，規律的身體活動可以長期改善胰臟 β 細胞功能、胰島素敏感性、血管功能和腸道微生物群，這些都可以讓第二型糖尿病控制得更好，以及降低其他相關疾病的風險。

　　已經有研究證實，許多類型的身體活動都能夠改善胰島素敏感性、餐後高血糖和心血管疾病風險。在有氧活動方面，短期的有氧活動就可以改善胰島素敏感性和粒線體功能。即使沒有減輕體重，規律地有氧活動就可以改善血糖、糖化血色素、胰島素敏感性、血脂肪、血壓、其他代謝數值和心肺適能。在阻力訓練方面，阻力訓練可以改善肌力、骨質密度、血壓、血脂肪、肌肉量和胰島素敏感性。比起低－中強度，**高強度阻力訓練對於整體血糖控制和降低胰島素濃度等各方面代謝問題，都更有益處。**

　　結合有氧活動和阻力訓練兩種的身體活動，可能優於只做單獨一種。合併這兩種訓練的糖化血色素降低幅度更大，可能是因為活動量增加更多，合併訓練可以減輕更多體重和改善心肺適能。

　　較高強度的有氧活動通常被認為優於低強度，而高強度間歇訓練（HIIT）因為省時又可以產生顯著的生理和代謝適應而受到關注，HIIT可以改善粒線體的功能和數量，以較少的活動時間減少更多的糖化血色素和心血管疾病危險因子，以及改善心臟收縮和血管內皮的功能。

　　HIIT也能夠改善胰島素敏感性、β細胞功能、血糖、糖化血色素、BMI、身體組成和心肺適能。但是當能量消耗相同，不同模式的身體活動對於血糖和胰島素敏感性有相似的改善，而且HIIT對於特殊族群有些禁忌症要特別注意。

　　飲食攝取限制和增加身體活動通常用於減輕體重，可以預防或減

緩第二型糖尿病，並且降低第二型糖尿病患者的心血管疾病風險，而**身體活動已經被證明與減輕體重一樣重要**。適度的體重減輕（減少 5-7%）能夠降低罹患第二型糖尿病的風險，即使沒有達到減重的目標，增加身體活動也能夠改善葡萄糖耐受性，降低第二型糖尿病的發生率。

身體活動和第二型糖尿病的發生率呈負相關，總而言之，身體活動程度較低的第二型糖尿病高危險族群，能夠從中強度步行和其他身體活動中獲得最多益處，即使體重沒什麼減輕。

體重減輕得越多就更能夠改善糖化血色素、血壓、膽固醇和三酸甘油酯，就算每天做 1 小時或更多時間的中 - 高強度有氧活動，單靠身體活動能減輕的體重通常很少。但是增加身體活動對於減少內臟脂肪是必要的，每星期 4-5 天的中 - 高活動量（約消耗 500 大卡）可以減少第二型糖尿病患者的腹部脂肪，尤其是內臟脂肪，進而減少代謝功能異常和心血管疾病風險。

懷孕時患有妊娠糖尿病的女性罹患第二型糖尿病的風險會增加近 10 倍，身體活動就是妊娠糖尿病和第二型糖尿病的最佳預防方法。每星期 150 分鐘的中強度有氧活動（例如每星期 3 天，每次 50 分鐘）就可以降低妊娠糖尿病的發生率，減少孕期體重過度增加，以及減少子癇前症（preeclampsia）和妊娠高血壓的風險。建議孕婦在每星期大部分的日子做至少 20-30 分鐘中強度有氧活動，但是要達到減少第二型糖尿病的風險，就需要更多的身體活動。

　　增加身體活動除了有生理上的益處，對心理狀態和大腦功能也有很大幫助。規律的身體活動可以改善第二型糖尿病患者的心理健康，顯著地減少憂鬱和焦慮症狀，增進生活品質。

　　第二型糖尿病也常常與認知功能異常有關，包括較差的注意力和專注力、視覺和語言記憶、處理速度和執行功能。身體活動能夠改善腦部的胰島素敏感性和葡萄糖利用，會對記憶和認知功能產生益處。

　　一般人的身體活動指引，包括青少年、成人和老年人的建議，大部分也適用於各年齡的第二型糖尿病患者，除非因為某些健康狀況或年齡較大而需要調整。身體活動所產生的胰島素作用改善是暫時性的（最多 72 小時），所以活動的間隔不要超過 2 天。在身心健康許可之下，第二型糖尿病患者應該盡量增加身體活動。

　　第二型糖尿病患者容易出現關節活動度受限，部分原因是正常老化時所產生的糖化作用（glycation），這可能會因為高血糖而加重。伸展運動可以增加活動度和柔軟度，但除非結合其他的身體活動，否則通常不會改善血糖控制。而大肌群、多關節、全幅度的阻力訓練，對於改善關節活動度的效果和伸展運動一樣。此外，許多下肢和核心的阻力訓練也可以當作平衡運動，經由改善肌力、平衡和步態，可降低跌倒的風險，這對周邊神經病變患者很重要。至於其他類型的運動訓練和身體活動，例如瑜伽、太極、皮拉提斯等等也能提供健康和血糖控制的益處，特別是體適能較差的第二型糖尿病患者。

　　缺乏身體活動的靜態生活，例如醒著時不是坐著就是躺著，會增加罹患第二型糖尿病的風險。第二型糖尿病患者可以利用「短時間」的活動來中斷久坐，例如每坐 30-60 分鐘進行 5 分鐘的低強度步行或簡單的阻力運動，可以降低餐後血糖、胰島素和游離脂肪酸的濃度，**有時效果比連續的中強度有氧活動更好**，尤其是對於有胰島素阻抗和 BMI 較高的患者。

　　患有第二型糖尿病的青少年，身體活動目標與一般青少年相同，應該鼓勵患有第二型糖尿病的青少年從事各種活動和體重控制，可增強胰島素敏感性、心肺適能和代謝功能。

　　由於第二型糖尿病和許多心血管疾病的危險因子相關，而許多第二型糖尿病患者也有心血管疾病，所以自然會擔心身體活動的風險，以及關心是否需要在活動前作評估和測試。對於低－中強度的身體活動（例如快走），除非出現心血管疾病或小血管併發症的症狀，否則並不需要進行活動前的醫學評估。對於無症狀的第二型糖尿病患者進行運動測試仍有爭議，因為研究顯示無法減少心血管意外的發生率。此外，並沒有證據顯示在有氧或阻力訓練之前進行運動測試評估是必要或有益的。與相同心率的有氧活動相比，阻力訓練較不會發生冠狀動脈缺血或梗塞。

　　使用胰島素或促進胰島素分泌藥物來治療第二型糖尿病時，可能會增加活動時發生低血糖的風險，尤其是較長時間的高強度身體活動，因此要考量注射胰島素的劑量和時間。

如果活動前的血糖濃度可能會導致在活動時或活動後出現低血糖，且藥物沒有調整降低劑量，則需要適時補充碳水化合物。使用其他口服糖尿病藥物或非胰島素的注射劑時，就不需要調整藥物劑量，但仍須依照活動量適度補充碳水化合物。

身體內碳水化合物的儲存是有限的，一旦肝醣耗盡，要小心遲發性低血糖，但對於大多數非使用胰島素的休閒活動者，這通常不是問題。用一小段短時間、高強度的劇烈活動來當作最後結尾，有助於非使用胰島素患者預防發生低血糖。

如果血糖高於 300mg/dL，就算在血液或尿液中沒有酮體或只有少量酮體，這種狀況下活動仍要非常小心。血糖升高時，如果沒有症狀且適當補充了水分，才能開始輕度活動。短暫而劇烈的活動（如HIIT）可能會導致血糖升高，並且會維持一段時間，但在大多數情況下並不需要治療。

老化本身就會對散熱造成負面影響，第二型糖尿病也會增加身體活動時熱壓力的風險。全身散熱功能不良與皮膚血管舒張異常和排汗減少有關，這可能會導致體溫和心率增加。然而，第二型糖尿病患者做有氧活動或阻力訓練之後，會產生熱適應，可以改善身體活動後的散熱。

反覆、長期的高血糖會增加慢性併發症的風險，包括大血管併發症（例如心腦血管疾病、周邊血管疾病）和小血管併發症（例如視網

膜病變、腎臟病、周邊和自主神經病變）。就算有併發症，大多數患者仍可以安全有效地從事各種身體活動，而且在規律的活動之後也可以明顯改善這些併發症。因為併發症，有些活動可能是禁忌，可能需要先進行特殊測試或活動前準備。

餐後身體活動可以減少血糖突然升高，達到更好的血糖控制，無論活動強度或類型為何，餐後的能量消耗都可以降低血糖，活動時間越長（至少 45 分鐘），隨之而生的各種益處也能持續更久。

健康的飲食計畫要有適當的每日熱量、水果、蔬菜和全穀物，以及乳製品、瘦肉、家禽、魚、豆類、雞蛋和堅果。以原形食物為基礎的飲食計畫，富含微量營養素和抗氧化劑，有助於預防和控制第二型糖尿病，適度限制碳水化合物也可以減輕體重和改善血糖。

限時進食和間歇斷食近年來變得很流行，但是對於血糖控制的益處目前仍不清楚。實施長期生酮飲食時要謹慎，因為目前的研究仍不足以支持這種飲食法。

二甲雙胍（metformin）是最常使用的糖尿病藥物，可以在身體活動時增加肌肉利用葡萄糖的能力，並且改善第二型糖尿病患者的血糖濃度，但也可能會減弱 AMPK 的活性和粒線體對於有氧活動的適應，以及妨礙阻力訓練後的肌肉生長。

GLP-1 促效劑（最近熱門的減重藥物）和 SGLT2 抑制劑的降血糖機制和後續代謝影響，也可能會影響到身體活動和運動訓練的適應。胰島素通常是治療第二型糖尿病的最後選擇，對於使用胰島素或促進胰島素分泌藥物的第二型糖尿病患者，建議在身體活動時根據需要補充碳水化合物或減少胰島素劑量，以預防活動時和活動後的低血糖。

降血壓藥中的乙型阻斷劑（β-blocker）會減弱身體活動時的心率反應，並且降低有氧活動能力。服用乙型阻斷劑的患者應該使用自覺活動強度（RPE）來監測活動強度，而不是使用心率。少數服用降膽固醇的他汀類藥物（statin）可能會增加肌肉病變（肌痛和肌炎）的風險，尤其是合併有高血糖時。

減重手術被認為是改善血糖控制和實現第二型糖尿病長期緩解的有效方法，術前足夠的身體活動和運動訓練可以降低手術風險和促進恢復，以及縮短住院時間。手術後的有氧活動可以進一步加強體重維持、血糖控制和胰島素敏感性，降低心血管疾病風險，改善血管內皮功能，改善心臟自主神經調節，而阻力訓練也可以改善減重手術後常見的肌力不足和骨質流失。

各種類型的身體活動都能大幅改善第二型糖尿病患者的健康和血糖控制，身體活動指引適用於大多數第二型糖尿病患者。所有人都應該規律地從事身體活動，以減少靜態生活的時間，並且用頻繁的活動來打破久坐狀態。就算已經有併發症，從事身體活動一樣安全有效。

參考資料和延伸閱讀

Exercise and type 2 diabetes: the American College of Sports Medicine and the American Diabetes Association: joint position statement
https://journals.lww.com/acsm-msse/Fulltext/2010/12000/Exercise_and_Type_2_Diabetes__American_College_of.18.aspx

Exercise/Physical Activity in Individuals with Type 2 Diabetes: A Consensus Statement from the American College of Sports Medicine
https://journals.lww.com/acsm-msse/fulltext/2022/02000/exercise_physical_activity_in_individuals_with.18.aspx

阻力訓練與第二型糖尿病

傳統上，有氧活動被認為是控制第二型糖尿病的最佳方法，但是越來越多研究證明單獨做阻力訓練在血糖控制方面的益處，雖然有氧活動（單獨或結合阻力訓練）可以有效的改善血糖控制，但是通常需要更長的活動時間，這對於某些族群（例如過重或肥胖、膝或髖退化性關節炎）可能是個痛苦的挑戰。

美國糖尿病協會（American Diabetes Association）建議，第二型糖尿病的患者每星期應該至少進行 150 分鐘的有氧活動和阻力訓練，並且 2 次活動的間隔不要超過 2 天。糖化血色素常用來診斷第二型糖尿病、監測血糖控制和調整第二型糖尿病的治療。最近的文獻回顧強調了阻力訓練對改善第二型糖尿病患者的糖化血色素也有幫助，而且「高強度」阻力訓練比起低、中強度更為有效。

肌力進步得越多，則對降低糖化血色素的效果就越大，而且肌力增加也與其他慢性疾病（例如癌症、慢性阻塞性肺病、腎臟病、以及代謝和心血管疾病）的死亡率呈負相關。

參考資料和延伸閱讀

Effect of resistance training on HbA1c in adults with type 2 diabetes mellitus and the moderating effect of changes in muscular strength: a systematic review and meta-analysis
https://drc.bmj.com/content/10/2/e002595

慢性腎病和運動訓練

慢性腎病是指腎臟的過濾功能下降，嚴重時需要透析治療，也就是俗稱的「洗腎」，包括腹膜透析和血液透析。身體活動不足是慢性腎病患者最常見的健康問題，尤其是已經在進行血液透析治療的患者。慢性腎病也會對身體造成許多不良影響，包括晝夜節律失調、睡眠障礙、心血管疾病、肌肉量減少、抗氧化能力下降等等。

高血壓、糖尿病和肥胖是慢性腎病的危險因子，而生活型態的改變，尤其增加身體活動，是預防和治療慢性腎病的主要策略之一，研究也顯示身體活動可以改善腎臟功能。

事實上，全身慢性發炎反應、胰島素阻抗和氧化壓力會相互影響，發炎反應會使得腎臟功能下降，而心血管疾病在慢性腎病患者中十分常見，這是因為發炎反應會導致粥狀動脈硬化，造成容易發生心肌梗塞、心臟衰竭、心律不整和心因性猝死。

身體活動可以產生抗炎作用，並增強抗氧化能力。結合有氧和阻力訓練，更能夠有效改善慢性腎病患者的心肺適能和活動能力。

阻力訓練與慢性腎病

肌肉萎縮在慢性腎病患者中非常普遍，會嚴重影響到身體活動能力，與許多慢性疾病的罹患率密切相關，因此在臨床上非常重要，而且也是慢性腎病死亡率最強的預測因素之一。這種肌肉流失的原因可能是多因素，包括代謝性酸中毒、發炎反應、胰島素阻抗、氧化壓力和缺乏身體活動。

阻力訓練對於慢性腎病患者的益處，包括增加肌肉量、改善肌肉代謝、增強肌力和活動能力。正確設計和良好監督的阻力訓練，對於慢性腎病患者十分安全，可以逆轉肌肉萎縮的不良影響，增進身體功能和改善生活品質。此外，慢性腎病患者因為骨質吸收速度超過骨質形成速度，導致骨質流失，而阻力訓練可以促進骨質形成和抑制骨質吸收，預防或改善骨質疏鬆症。

　　和一般人一樣，慢性腎病患者的阻力訓練可以使用自由重量、機械器材和彈力帶等等方式來增加負荷，選擇多關節、大肌群的訓練動作，每次訓練都應該包括所有的主要肌群。如果已經在進行透析治療，腹膜透析的患者要避免在腹部裝滿透析液時進行高強度活動，而血液透析的患者在選擇動作時要避免壓迫到動靜脈瘻管。容易疲勞是慢性腎病患者常見的問題，一開始先使用較低強度的負荷和較少的反覆次數，慢慢建立活動耐受性，以減少受傷的風險，然後再逐漸增加反覆次數和強度。如果有心血管病史或心血管意外風險，阻力訓練時注意不要過度地閉氣用力。

　　大多數研究都顯示，無論是否已經在透析治療，各種活動對於慢性腎病患者都是有益的，慢性腎病患者的活動處方應該要考量腎臟病的類型、階段和個別體況。劇烈的身體活動，尤其加上水分不足和炎熱環境，可能會導致腎臟損傷，使得腎臟功能更加惡化。高反覆的活動可能會破壞肌肉組織，導致橫紋肌溶解症，也會對腎臟功能造成不良的影響。身體活動對於健康的益處，只要持續 6 個月，就能有明顯效果。

參考資料和延伸閱讀

Resistance Training for Persons With Chronic Kidney Disease
https://journals.lww.com/nsca-scj/fulltext/2008/08000/resistance_training_for_persons_with_chronic.4.aspx

Effects of exercise on kidney and physical function in patients with non-dialysis chronic kidney disease: a systematic review and meta-analysis
https://www.nature.com/articles/s41598-020-75405-x

Effects of Different Types of Exercise on Kidney Diseases
https://www.mdpi.com/2075-4663/10/3/42

Indoor Exercises for People on Dialysis
https://www.davita.com/treatment-services/dialysis/on-dialysis/indoor-exercises-for-people-on-dialysis

自體免疫疾病和運動訓練

　　自體免疫疾病是因為免疫功能失調導致全身發炎反應升高，繼而造成組織損傷的疾病，包括多發性硬化症（multiple sclerosis）、類風濕關節炎（rheumatoid arthritis）、紅斑性狼瘡（systemic lupus erythematosus）、僵直性脊椎炎（ankylosing spondylitis）、發炎性腸道疾病（inflammatory bowel disease）等等，不但會造成關節疼痛、活動受限，也會影響到許多組織和器官的功能。缺乏身體活動是自體免疫疾病惡化的危險因子之一，建議自體免疫疾病的患者，除了使用藥物控制，還要增加身體活動和適當的運動訓練，才能提升心肺適能和活動能力，改善疼痛和憂鬱等等症狀，從而提升生活品質。

　　減輕發炎反應是治療自體免疫疾病的重要目標，許多研究顯示，單次的高強度活動可能會短暫的提高發炎反應，但是長期規律的身體活動具有抗炎作用，也可以減少內臟脂肪和其所產生的全身慢性發炎反應，對整體的免疫健康非常重要（詳見《大夫訓練 I》第 2 章，第 3 章）。

參考資料和延伸閱讀

The anti-inflammatory effects of exercise on autoimmune diseases: A 20-year systematic review
https://www.sciencedirect.com/science/article/pii/S209525462400019X

類風濕關節炎

　　類風濕關節炎好發於 35-50 歲，女性多於男性，和家族遺傳有關。這是因為免疫系統異常，產生會攻擊自體組織的免疫反應，除了造成關節的發炎和破壞之外，也會侵犯關節外的其他器官，如肺臟和心臟，是一種全身的慢性發炎疾病。

　　類風濕關節炎常見的關節症狀包括疼痛和僵硬，長期發炎之後會造成特定的關節變形，最後會喪失功能。類風濕關節炎的病程通常是「活動期」和「緩解期」交替出現，惡化的進程因人而異，但可能會十分快速。除了關節症狀之外，有些類風濕關節炎患者也會有其他不適症狀，例如發燒、噁心、食慾不振、疲倦和全身無力。

　　類風濕關節炎治療的目標，包括減少疼痛、降低發炎、增進身體功能和改善生活品質。常用的治療方式，有消炎止痛藥，以及可以減緩疾病進程的免疫抑制和調節藥物。除了依靠藥物，物理治療和運動訓練也很重要。

類風濕關節炎患者常會有肌肉量和肌力流失的問題，又被稱為類風濕惡病質（rheumatoid cachexia），會加重類風濕關節炎患者的疲勞感和疼痛感，降低身體功能和生活品質，甚至會影響疾病的預後和存活率。類風濕惡病質不一定會造成體重減輕，因為脂肪量往往會隨之增加。

有許多因素可能與類風濕惡病質的病理機制有關，包括發炎細胞因子、能量消耗、蛋白質代謝、身體活動程度和荷爾蒙等等的影響。類風濕關節炎的發炎細胞因子對於全身的蛋白質和能量代謝都有重大影響，使得類風濕關節炎患者的蛋白質分解率更高。另外，由於關節的疼痛和僵硬，會讓類風濕關節炎患者減少身體活動，這樣造成的代謝變化和減少肌肉使用，也會導致肌肉量和肌力的減退。

類風濕關節炎患者一旦缺乏身體活動，就會開啟損害健康和病程惡化的惡性循環，所以鼓勵增加身體活動是類風濕關節炎治療必不可少的環節。**高強度阻力訓練已被證明能夠安全逆轉類風濕惡病質**，並且藉由恢復肌肉量和肌力，可以顯著改善類風濕關節炎患者的身體功能並減少失能風險。類風濕關節炎患者對於阻力訓練所產生的合成代謝反應和健康人相似，事實上，如果不做阻力訓練，反而會有更多的不良影響。

除了肌肉量和肌力流失的類風濕惡病質，類風濕關節炎患者因為疾病本身（全身性發炎反應）、治療藥物（高劑量類固醇），以及缺乏身體活動，也都會造成骨質流失。要改善骨質密度，必須讓骨骼承

受負荷，所以規律的阻力訓練特別重要。以往擔心高強度阻力訓練會對類風濕關節炎患者的關節造成進一步傷害，就目前的研究來看，不但不會導致關節炎症狀惡化或加速關節損壞，反而可以強化關節軟骨和周圍的結締組織。

在類風濕關節炎的控制和治療方面，身體活動不僅不會引起不良反應，對改善症狀和健康更是大有益處。類風濕關節炎患者的最佳活動處方應該包括有氧活動和阻力訓練。有氧活動能改善心肺適能，降低心血管和代謝疾病的風險，阻力訓練能改善神經、肌肉功能和骨質密度，降低跌倒和骨折的風險。除此之外，身體活動還可以改善疲勞、情緒和心理健康。

由於類風濕關節炎有「活動期」和「緩解期」交替的波動性，因此根據病況和症狀調整運動訓練的方式非常重要。類風濕關節炎患者最初應該由經驗豐富的教練監督指導，先由短時間低強度開始，再逐步進階到長時間高強度，這樣才能兼顧安全和有效。

參考資料和延伸閱讀 ————————————————

Benefits of Exercise in Rheumatoid Arthritis
https://www.ncbi.nlm.nih.gov/pmc/articles/PMC3042669/

Efficacy of resistance exercises in rheumatoid arthritis: meta-analysis of randomized controlled trials
https://academic.oup.com/rheumatology/article/51/3/519/1796970

Rheumatoid cachexia: a complication of rheumatoid arthritis moves into the 21st century
https://www.ncbi.nlm.nih.gov/pmc/articles/PMC2688195/

僵直性脊椎炎

　　僵直性脊椎炎好發於年輕男性，主要影響到中軸骨骼，也會因為慢性發炎反應而造成全身疲勞。最常見的症狀為慢性下背痛，有時會痛到臀部和大腿後側，通常在休息不動時疼痛會惡化，活動後反而會減輕。最典型的是早晨起床前後特別疼痛，甚至半夜會因此而痛醒。僵直性脊椎炎除了脊椎會僵硬疼痛之外，也會影響到四肢關節，尤其以肩和髖關節最為常見。僵直性脊椎炎的病程因人而異，差距非常大，有的只是覺得稍微疼痛不適，有的會有嚴重的關節僵硬和活動受限，甚至關節結構嚴重破壞而需要手術治療。

　　僵直性脊椎炎的治療以減緩疼痛、維持功能為目標。減緩疼痛通常是使用非類固醇消炎藥物，如果效果不佳，經醫師評估後可以考慮進一步使用其他的免疫調節藥物。各種身體活動對於減緩疼痛和維持功能都有效果，有氧活動可以改善心肺適能，阻力訓練可以增進肌力，而伸展運動可以增加關節活動度並有助維持良好姿勢，這些都能減緩因病情逐漸惡化而影響到的活動能力。

　　僵直性脊椎炎患者身體活動的風險與疾病的嚴重程度相關，最主要的考量還是關節僵硬變形的狀況，但是活動獲得的益處仍大於風險。一般會建議患者從事非衝擊性的休閒活動，例如游泳、步行。這是因為僵直性脊椎炎除了會造成關節僵硬變形之外，也會導致骨質疏鬆，使得骨折的風險高於一般人。

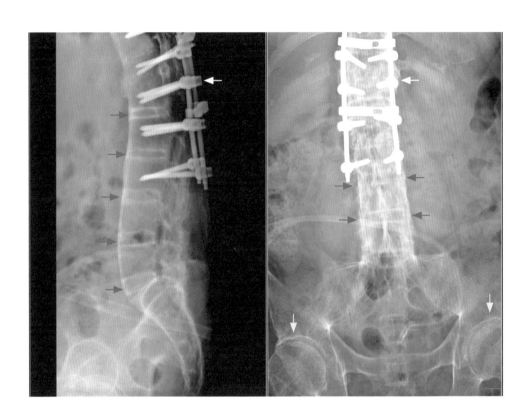

圖 3-3　僵直性脊椎炎

僵直性脊椎炎主要影響到中軸骨骼，脊椎椎體會因為形成粘連骨刺（syndesmophyte）（紅色箭頭）而呈現竹節狀脊椎（bamboo spine），變得駝背僵硬，失去活動度，再加上常常併有骨質疏鬆症，會讓骨骼變得又硬又脆，增加骨折的風險。

此位病患的髖關節也有受到影響（黃色箭頭），胸、腰椎處因為過度駝背，所以做切骨矯正手術後以鋼釘固定（白色箭頭）。

　　骨質疏鬆症在僵直性脊椎炎患者中相當常見，約有一半以上的患者會得到，甚至在診斷出僵直性脊椎炎的早期階段就會出現，卻常常受到忽視。僵直性脊椎炎的骨質疏鬆症並不是因為缺乏鈣質，而是因為不正常的骨骼新陳代謝所造成。僵硬的關節加上疏鬆的骨質，在受到外力時自然就會增加骨折的機會，這也就是為什麼建議僵直性脊椎炎患者從事非衝擊性的活動。

　　消極方面要避免受傷骨折，積極方面則是增加骨質密度。僵直性脊椎炎的骨質疏鬆症除了比照一般的骨質疏鬆症可以依靠藥物治療，也可以藉由阻力訓練來增加骨質。只是要考量疼痛程度，脊椎、關節變形，以及骨質疏鬆的嚴重度，再來安排合適的訓練課表，如此才能避免疼痛加劇或因此造成傷害。

參考資料和延伸閱讀 ─────────────────

Exercise for ankylosing spondylitis: An evidence-based consensus statement
https://www.sciencedirect.com/science/article/pii/S0049017215002012

Osteoporosis Management in Ankylosing Spondylitis
https://www.ncbi.nlm.nih.gov/pmc/articles/PMC5467452

關節疾患和運動訓練

退化性關節炎

　　肌肉收縮可以移動肢體來產生動作，靠的是良好的關節活動，而到了中老年時，關節常會感到疼痛、僵硬和嘎吱作響，嚴重時甚至會腫脹變形、活動受限。

　　退化性關節炎是最常見的關節炎形式，好發在膝、髖和手部關節，病因目前仍不清楚，可能是年紀、遺傳、性別、體重、受傷病史、發炎反應和慢性疾病等等多種因素的交互影響，因而造成關節的軟骨損壞和組織發炎，導致關節疼痛、僵硬、腫脹和喪失正常功能，是影響老年人活動能力的主要原因。

　　治療退化性關節炎有許多種方式，包括減重、藥物、輔具、心理，以及各種身體活動和運動訓練。退化性關節炎有其力學上的原因，因此以往認為退化性關節炎就是單純的軟骨磨損所造成，應該要減少身體活動以避免軟骨磨損，但是現在認為全身和局部的發炎反應，會經由增加發炎細胞因子導致退化性關節炎。發炎細胞因子會觸發分解代謝酶的產生，從而造成軟骨基質的分解，軟骨基質的再生能力極其有限，使得這一過程持續加速，最終導致軟骨細胞的死亡和軟骨組織的破壞（詳見《大夫訓練Ⅰ》第 3 章）。

　　軟骨組織內除了軟骨細胞，還有圍繞在軟骨細胞旁的軟骨基質，軟骨基質內充滿了維持軟骨組織彈性的水分。因為軟骨組織中的血管比較少，所以養分供應和廢物排出就需要依靠軟骨基質和關節液之間的水分交互流動，促進流動的主要方式是外來的壓力。軟骨基質就像海綿一樣，受到擠壓時把水分排出，放鬆時把水分吸入，如此就能達到軟骨組織中養分和廢物的交換。另外，壓力也會刺激軟骨細胞，加強軟骨基質的增生和重塑，讓軟骨組織可以更加健康和強壯。

　　適度且足夠的身體活動可以減少全身和局部的發炎反應，而且對關節產生的壓力會改變軟骨組織，適當的壓力可以減緩軟骨退化，而過大的壓力則可能會造成軟骨損傷。目前的研究顯示，漸進式的負荷訓練對於軟骨既安全且有益，而且足夠的肌力對於保護關節也非常重要。所以要保養關節軟骨，不能只是一味減少身體活動來避免磨損。人是活的，組織也是活的，減少活動和壓力的刺激只會讓組織加速加重地退化和萎縮，而適度的活動和壓力則可以達到向上適應的效果。

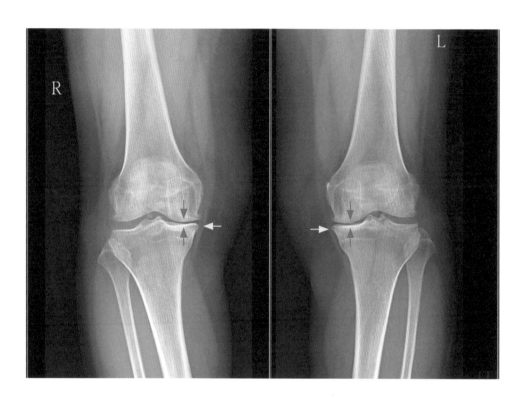

圖 3-4　退化性關節炎

膝退化性關節炎可以見到內側的軟骨磨損，關節腔變窄（紅色箭頭）和骨刺增生（黃色箭頭）。現在知道退化性關節炎的成因不是單純的過度使用，年紀、遺傳、性別、體重、受傷病史、發炎反應和慢性疾病等等因素都有影響。關節退化之後會減少活動度和造成疼痛，嚴重時會導致活動困難、不良於行。

　　的確也有研究顯示，高強度阻力訓練對減緩退化性關節炎的疼痛並沒有效。有篇研究將受試者隨機分配為高強度阻力訓練組、低強度阻力訓練組和對照組，都是使用機械式而非自由重量訓練。高強度訓練組由 75% 1RM 的重量逐步增加到 90% 1RM，而低強度訓練組則維

持在 30-40% 1RM。最後的研究結果顯示，不管是高強度或低強度的阻力訓練，和對照組比較起來，對於減緩膝退化性關節炎的疼痛都沒有明顯的效果。

　　要能有效減緩或治療退化性關節炎需要結合許多方法，例如減重、身體活動、運動訓練、口服或外用止痛藥、關節內注射、物理治療等等，甚至最後需要手術置換人工關節，而阻力訓練只是其中的一項。**阻力訓練無法直接治癒病痛，但是可以維持身體的活動能力**，避免老化所造成的肌少症、骨質疏鬆症和慢性疾病，預防衰弱和失能，增進生活品質，並延長健康餘命。而且萬一退化性關節炎嚴重到需要開刀的程度，術前已有足夠的生理儲備，術後就能迅速恢復。

參考資料和延伸閱讀

2019 American College of Rheumatology/Arthritis Foundation Guideline for the Management of Osteoarthritis of the Hand, Hip, and Knee
https://acrjournals.onlinelibrary.wiley.com/doi/10.1002/art.41142

Impact of exercise on articular cartilage in people at risk of, or with established, knee osteoarthritis: a systematic review of randomised controlled trials
https://bjsm.bmj.com/content/53/15/940.full

Moving on to Movement in Patients with Chronic Joint Pain
https://painsa.org.za/wp-content/uploads/2016/11/Moving-onto-Movement-in-Pts-w-Chronic-Jt-Pain-IASP.pdf

Osteoarthritis and the Knee
https://startingstrength.com/article/osteoarthritis-and-the-knee

Exercise and Knee Arthritis Pain: The science of why it works
https://www.howardluksmd.com/exercise-improves-knee-arthritis-pain/

Effect of High-Intensity Strength Training on Knee Pain and Knee Joint Compressive Forces Among Adults With Knee Osteoarthritis
https://jamanetwork.com/journals/jama/fullarticle/2776330

人工關節置換後的阻力訓練

手術換完人工關節之後，可不可以再繼續阻力訓練呢？目前人工關節置換術比較成熟穩定的，主要是下肢的髖關節和膝關節。上肢因為骨骼結構較小的關係，人工關節固定的強度較差，在負荷上的限制就比較嚴格，也比較容易鬆脫損壞，所以訓練的討論還是以下肢的人工髖關節和膝關節為主。

在人工關節置換之後，患者常常擔心會受傷，或是怕把人工關節磨壞掉，所以不太敢活動。但是換人工關節的目的，就是希望病患能夠恢復正常的身體活動和日常生活，而人工髖關節和膝關節其實相當堅固耐用，所以在取得醫師的許可之後，應該要鼓勵病患多多活動。換完人工關節之後，能不能從事阻力訓練的考量，主要是如何避免受傷，並減少磨損。

受傷分為脫臼和骨折。脫臼是因為活動範圍超出了人工關節的極限，手術之後關節周圍的軟組織受到破壞，需要靠人工關節的結構設計來幫助穩定，所以在活動度的盡頭，就可能會造成脫臼，一般來說，人工髖關節比較容易發生這種狀況。阻力訓練的時候，可以採用限制關節活動角度的方式，例如箱上蹲或架上硬舉，以避免超過人工關節的活動極限。一旦訓練出良好的肌力和動作控制能力，就可以保護關節，自然就減少脫臼的機會。

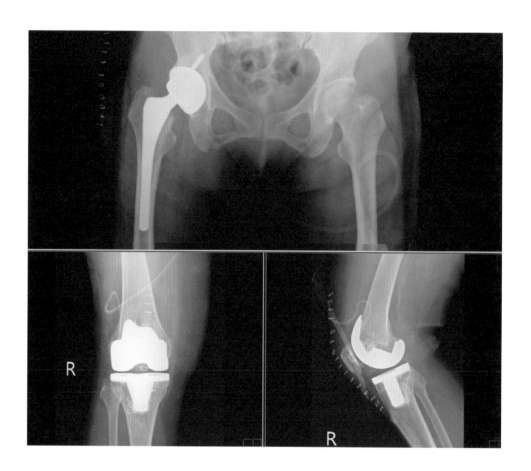

圖 3-5　人工關節置換術

人工關節置換術目前比較成熟穩定的主要是下肢的髖關節（上圖）和膝關節（下圖）。人工關節會用螺絲或骨水泥牢牢固定在骨骼上，可以承受負荷，而且手術後要及早恢復身體活動以促進恢復。

　　人工關節金屬材質的強度比骨骼要強，所以除非是人工關節本身的製造瑕疵，不然在外力撞擊下會斷裂的通常不是人工關節本身，而是人工關節旁的骨骼，尤其容易發生在金屬和骨骼交界的應力集中處，這種人工關節旁的骨折通常會比一般骨折來得嚴重，處理上也更加困難。

　　但是不用擔心，換了人工關節之後骨骼並不會比較容易斷裂。一般在行走時下肢關節承受的衝擊力約 2-3 倍體重，跑步約為 3-5 倍體重，跳躍、舉重等爆發力動作可能會高達 5-9 倍體重，行走間不小心跟蹌快要跌倒，也可能會有近 9 倍體重的衝擊力。

　　而背蹲、硬舉這種背負體重 1-2 倍重量的慢速動作，和日常活動比較起來，對人工關節的衝擊力並沒有更大，並不至於會造成骨折。反而是減少身體活動之後所導致的骨質疏鬆，會讓金屬和骨骼間的強度落差加大，這樣萬一遭受到外力，就會更容易發生骨折或人工關節鬆脫。

　　影響人工關節磨損速度的原因，最主要是體重所產生的壓力，以及過度反覆的活動方式。以阻力訓練時每次總反覆次數大約幾十次來說，和日常活動比較起來其實是微不足道，為了維持身體健康，建議每天至少要走上 7,000 步。如果擔心阻力訓練會造成過度磨損，可以在手術時選擇使用耐磨型的材質和設計。

　　阻力訓練可以提高肌力和增進骨質，提高肌力可以保護人工關節、預防跌倒，增進骨質可以減少骨折風險、避免人工關節鬆脫。而且

阻力訓練在室內環境中進行，選擇適當的動作、強度和訓練量，所有的訓練變項都在嚴密控制之下，比起其他的身體活動要更加安全。換完人工關節之後還是可以做阻力訓練，也應該要繼續做，前提是要先諮詢醫師關於負荷和活動範圍的限制，並在選擇訓練動作上要多加注意。

參考資料和延伸閱讀 ————————————————————

Sports activities after total hip arthroplasty
https://www.ncbi.nlm.nih.gov/pmc/articles/PMC5489758/

Effects of strength training on functional ambulation following knee replacement: a systematic review, meta-analysis, and meta-regression
https://www.nature.com/articles/s41598-023-37924-1

Effects of progressive resistance training for early postoperative fast-track total hip or knee arthroplasty: A systematic review and meta-analysis
https://www.sciencedirect.com/science/article/pii/S1015958421001019

Knee joint forces: prediction, measurement, and significance
https://www.ncbi.nlm.nih.gov/pmc/articles/PMC3324308/

脊椎問題和運動訓練

核心肌群和脊椎中立

　　大多數人認為的核心肌群，多以為是環繞在腹部周圍用來穩定腰椎的肌群，更有人認為單單指腹直肌，所以只要練出六塊腹肌就是核心很強。而真正的核心肌群，應該是指所有穩定軀幹中軸的肌群，包括肩帶、胸廓、腰椎和骨盆。

　　穩定中軸有兩個目的，第一是四肢在移動時能有穩固的基礎，第二是讓四肢產生的力量能有效地傳遞，也就是中軸穩定、四肢發力。所以**核心肌群訓練的目的是制動而非產生動作，訓練方式應該是等長收縮的肌耐力訓練，而不是像四肢肌群一樣做反覆屈伸的阻力訓練。**

　　這種說法一定有人非常不同意，認為脊椎的構造本來就是可以彎曲，當然可以訓練脊椎屈伸的能力。而且很多動物，例如魚、蛇都是利用不停地左右扭動身體來移動，就算高等一點的哺乳類，例如獵豹在奔跑時也會利用身體屈曲伸張的彈力來增加速度，為什麼就唯獨人類不能？這是因為人類進化為直立的動物，比起四足立動物的橫向脊椎，直立脊椎需要承擔更大的負荷。

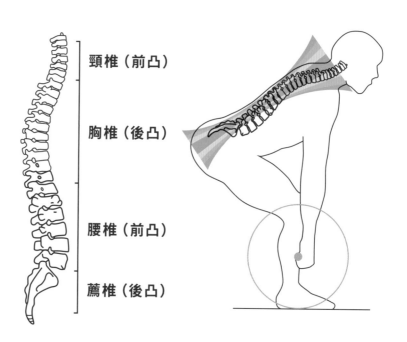

頸椎（前凸）

胸椎（後凸）

腰椎（前凸）

薦椎（後凸）

圖 3-6　脊椎中立

人體的脊椎由側面看並不是一條直線，而是有其自然的弧度，脊椎中立就是要維持這個弧度。脊椎中立是一個範圍，盡量維持在綠色內就越安全，越靠近紅色就越危險，但是不管姿勢和動作能否維持脊椎中立，核心肌群都要有主動穩定控制脊椎的能力。

在沒有負荷沒有疼痛的狀況下，偶爾彎曲旋轉腰部伸展一下無妨，但是不宜過度反覆，而在脊椎有負荷的狀況下，保持脊椎中立才是最安全的做法，就算不得已要彎曲，也必須在核心肌群穩定控制的狀態下來動作。而且軀幹彎曲不要接近極限，因為背部組織受到牽拉之後，會對豎脊肌群產生抑制作用，使得負荷完全由脊椎的關節、韌帶等等被動組織來承受，自然就容易受傷疼痛。

脊椎中立指的是脊椎承受最小最平均應力的姿勢，能讓脊椎維持自然的弧度。除去周圍肌肉的保護，光靠脊椎本身的關節和韌帶結構，一旦承受太大的負荷就會歪曲變形。脊椎穩定所仰賴的是軀幹周圍肌肉的肌力，而這種肌力，所需要的是均衡和耐力。另外，不要忘記了，強壯的臀部和腿後肌群，對於脊椎健康也非常重要。

參考資料和延伸閱讀

Enhancing Low Back Health through stabilization exercise
https://www.ahs.uwaterloo.ca/~mcgill/fitnessleadersguide.pdf

Core Training: Evidence Translating to Better Performance and Injury Prevention
https://journals.lww.com/nsca-scj/fulltext/2010/06000/core_training__evidence_translating_to_better.4.aspx

Posterior-Chain Resistance Training Compared to General Exercise and Walking Programmes for the Treatment of Chronic Low Back Pain in the General Population: A Systematic Review and Meta-Analysis
https://sportsmedicine-open.springeropen.com/articles/10.1186/s40798-021-00306-w

Effects of Stretching or Strengthening Exercise on Spinal and Lumbopelvic Posture: A Systematic Review with Meta-Analysis
https://sportsmedicine-open.springeropen.com/articles/10.1186/s40798-024-00733-5

脊椎退化和椎管狹窄

　　脊椎退化的病患如能擁有維持脊椎中立的穩定肌力，對於減緩疼痛甚為重要。脊椎是由許多節的椎骨重疊而成，所以結構複雜，包含許多的關節、韌帶、神經、肌肉和椎間盤，每個部分都有可能會造成疼痛，但是在醫療上卻常常難以區分真正造成疼痛的病灶。X 光是最常做的初步影像檢查，而 X 光檢查上最明顯看到的就是骨刺增生或椎間盤變窄等等退化性變化，所以經常會被認為是疼痛問題的根源，多數醫師也因此建議病人要多休息不要負重，以免疼痛變得更加嚴重。

　　這些狀況在背痛病患的看診過程中極為常見，問題是造成背痛的病因不見得和 X 光看到的退化性變化有關，許多人有嚴重的脊椎退化但不見得有不適症狀。大多數的背痛是因為軀幹姿勢不良和核心肌力不足，以至於無法維持穩定，使組織容易受傷疼痛。就算背痛真的和退化有關，光靠休息也許能減緩一時的症狀，但是越休息就越虛弱無力，疼痛終究是會再復發。

　　更嚴重的狀況是脊椎退化已經形成骨刺，或周圍軟組織的增生和鈣化，使得椎管狹窄而壓迫到椎管內的脊髓或神經根，這會導致肢體痠、麻、疼痛，以及肌肉萎縮、無力，甚至出現間歇性跛行的症狀，也就是越走會越痠痛，需要不時停下來休息一下。椎管狹窄最常發生在頸部和腰部，因為神經已經被壓迫到，所以就連脊椎力學權威麥吉爾博士也認為這是最難解決的問題，沒有特別有效的姿勢或動作可以減輕症狀，試試神經鬆動術（nerve flossing）或許有機會可以改善。

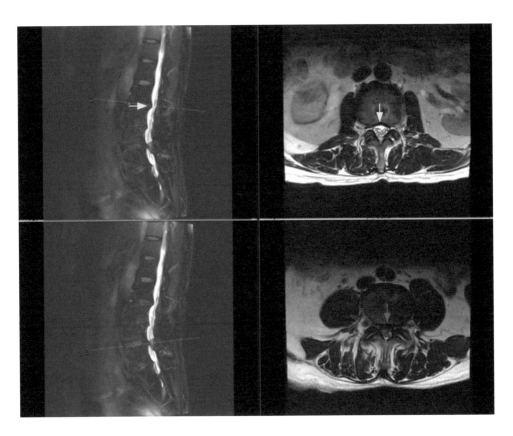

圖 3-7　椎管狹窄

在核磁共振的 T2 權重影像（T2 weighted image）下，椎管內的腦脊髓液呈現白色，而腰椎神經根鬆散地漂浮在其中，不會受到壓迫（黃色箭頭）。椎管狹窄是由於椎間盤退化突出、小面關節骨刺增生和周圍軟組織肥厚鈣化所造成，會讓椎管的空間變小，擠壓到完全看不到腦脊髓液的白色顯影，只有許多神經根被束成一圈，造成神經壓迫（紅色箭頭）。有趣的是，有些病患即使有嚴重的椎管狹窄和神經壓迫，但依然沒有明顯的症狀。

　　但是這樣並不表示不能從事阻力訓練。症狀輕微時，可以比照一般背痛的訓練方式，在改善姿勢和動作並增加核心穩定之後，也許可以減少對神經的刺激，進而減緩症狀。症狀較嚴重的患者，就可能要接受手術治療，清除掉椎管內部分的骨刺和軟組織，減少神經的壓迫，但是手術完成並不表示就此一勞永逸，恢復之後更要加強訓練。

　　手術並不能保證永不復發，許多長期背痛或神經壓迫疼痛的患者常常會期待開完刀之後就能立即且根本地解決問題，從此不再疼痛。事實上，情況並不是這樣，臨床上有許多手術之後沒過多久就再度復發疼痛的案例，甚至手術沒效又再開第二次第三次的也大有人在。

　　為什麼會這樣？這是因為沒有搞懂退化的真正原因，或是沒有找到真正造成疼痛的病灶就冒然開刀。組織退化和骨刺增生常常是因為長期的慢性發炎，除了全身性發炎反應的影響，局部發炎反應可能是因為關節長期不夠穩定並承受過多應力所造成。脊椎穩定所仰賴的是足夠的核心肌力，光靠脊椎本身的關節和韌帶結構，並無法承受太大的負荷。如果沒有足夠的核心肌力，就算手術能夠成功治癒疼痛，不穩定的脊椎還是會再次造成骨刺增生，因此疼痛症狀早晚會再復發。

　　不管要不要手術，或手術後症狀有沒有改善，**維持足夠的身體活動避免慢性疾病，同時訓練足夠的核心肌力保護好脊椎，才是治療脊椎退化疼痛的根本辦法。**

參考資料和延伸閱讀 ———————————————————————————

The effects of a free-weight-based resistance training intervention on pain, squat biomechanics and MRI-defined lumbar fat infiltration and functional cross-sectional area in those with chronic low back
https://bmjopensem.bmj.com/content/1/1/e000050

Effects of Resistance Training on Pain Control and Physical Function in Older Adults With Low Back Pain: A Systematic Review With Meta-analysis
https://journals.lww.com/jgpt/Citation/2023/07000/Effects_of_Resistance_Training_on_Pain_Control_and.8.aspx

Core stabilisation exercises vs decompression surgery for lumbar spinal stenosis
https://www.physio-pedia.com/Core_stabilisation_exercises_vs_decompression_surgery_for_lumbar_spinal_stenosis

The effect of lumbar stabilization and walking exercises on chronic low back pain
https://www.ncbi.nlm.nih.gov/pmc/articles/PMC6616307/

椎間盤突出和坐骨神經痛

　　脊椎的每節椎體中間都夾著椎間盤，用以分散和緩衝椎體所承受的壓力。椎間盤是富含水分的構造，外部圍繞的強韌纖維環包住中間果凍狀的髓核。當脊椎過度反覆地屈伸、擠壓和扭轉，就可能使得椎間盤的纖維環破裂而讓髓核流出，這就是椎間盤突出。突出的髓核會引起劇烈的發炎反應而造成嚴重的背痛，或是壓迫到神經根而引起下肢疼痛，也就是俗稱的坐骨神經痛。

　　雖然研究顯示，高達九成的椎間盤突出患者，疼痛症狀可能在數個月內會慢慢地改善，但仍有少數的病患需要手術治療，而手術治療的最大好處，就是能比較快地減輕症狀和恢復功能，畢竟不見得每個人都有時間可以等待病程的自然恢復。一般建議要手術的狀況，包括

嚴重的神經壓迫症狀，例如下肢肌肉無力或是影響排便功能，以及保守治療 4-6 星期之後症狀仍然沒有改善。

大家認為的保守治療，可能就只是吃止痛藥，或者被動復健，如熱敷、電療、脊椎牽引等等，但是光靠這樣並不夠。在等待恢復的過程中最好還能加上主動的運動治療。在急性疼痛期，主要先避免會造成椎間盤突出的姿勢和動作，再加上練習控制核心的穩定，以減少症狀惡化。過了急性期之後，疼痛慢慢的改善，就要更加積極訓練。不管有沒有開刀，如果沒有訓練好足夠的核心肌力，也沒有維持良好的姿勢和動作，椎間盤突出很容易再度復發。而**阻力訓練能幫助你學會如何讓軀幹直接承受應力，並練習如何用核心肌群去穩定支撐，是最有效的核心訓練方法。**

大家一定會感到很害怕，認為椎間盤已經被壓到突出了，怎麼可以再做阻力訓練？怎麼可以再讓脊椎背負那麼大的重量？椎間盤之所以會突出，最主要是因為脊椎在承受負荷時沒有保持中立，使得椎間盤受力不平均，最常見狀況的是脊椎向前屈曲，而將椎間盤內的髓核往後擠壓，最後造成纖維環破裂使髓核往後流出。如果能在承受負荷時維持脊椎中立，就能讓椎間盤均勻地承受壓力。椎間盤相當強壯不容易破裂，甚至比椎間盤上下方的椎體還要強壯，能承受得住更大的壓力。而且，軀幹承受負荷並不只是單單依靠脊椎本身，而是要有足夠的核心肌力和體腔壓力來穩定，所以用正確的方法循序漸進進行阻力訓練，不但不必擔心壓了重量之後椎間盤突出會再復發，反而會訓練出更強的核心肌力，使核心控制越穩定，越能預防椎間盤再度突出。

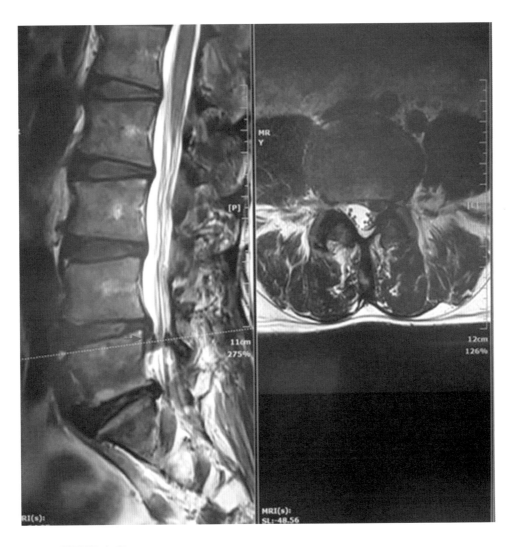

3-8 椎間盤突出

第4-5節腰椎的左側椎間盤突出（紅色箭頭），造成神經根壓迫而引起下肢疼痛，
也就是俗稱的坐骨神經痛。

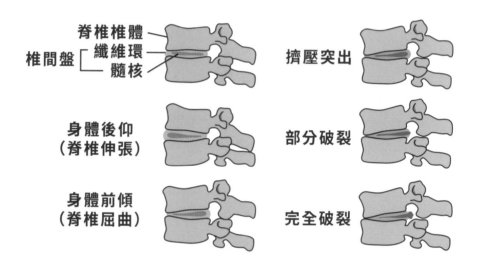

圖 3-9　脊椎屈伸和椎間盤突出

脊椎的每節椎體中間都夾著椎間盤，椎間盤是富含水分的構造，外部圍繞的纖維環包住中間的髓核。當脊椎過度反覆地屈伸、擠壓和扭轉，就可能會使得纖維環破裂，尤其是脊椎屈曲時會將髓核往後擠壓，最後造成髓核流出。

參考資料和延伸閱讀

Management of Lumbar Disc Herniation: A Systematic Review
https://www.ncbi.nlm.nih.gov/pmc/articles/PMC10683841/

Clinical effects and biological mechanisms of exercise on lumbar disc herniation
https://www.frontiersin.org/journals/physiology/articles/10.3389/fphys.2024.1309663/full

The role of weight training in treating farmers with lumbar discopathy
https://www.aaem.pl/pdf-71870-9096?filename=The%20role%20of%20weight.pdf

椎弓解離和脊椎滑脫

椎弓解離又稱為椎弓缺陷或椎弓骨折，椎弓峽部（pars interarticularis）是脊椎後方連接上下小面關節的位置，可能會因為先天發育異常而造成缺陷，或在運動時反覆地過度伸張和旋轉而造成疲勞性骨折。當椎弓有缺陷或骨折，脊椎環形的骨性結構受到破壞，上下節脊椎對抗橫向剪力的能力就會減弱，嚴重時會讓上下節椎體產生前後位移而造成脊椎滑脫，這樣就有壓迫到神經根的可能。

椎弓解離其實並不少見，但是大多數不會造成疼痛症狀，很多只是在 X 光檢查時才偶然發現，由於這在 X 光影像上非常明顯，常常被認為是造成疼痛的原因。要進一步確認是否為椎弓解離所造成的下背痛，就必須做橫向剪力測試來試驗脊椎的穩定性，看看在施加橫向剪力下是否會造成疼痛。椎弓解離並不一定會導致脊椎不穩定或脊椎滑脫，因為脊椎穩定除了依靠本身的骨性結構，其餘大部分必須仰賴周圍的核心肌群來協助，所以核心肌群足夠穩定，就能夠補強椎弓解離所造成的骨性結構穩定性不足。

椎弓解離患者的訓練以加強核心肌群為主，在下背疼痛時期，要先避免脊椎反覆地屈伸和旋轉，以減少對脊椎產生剪力所造成的刺激，然後再開始做徒手核心訓練來練習核心穩定。等到症狀改善之後，就可以開始做阻力訓練，因為讓軀幹直接承受負荷，是最有效訓練核心肌群的方法。

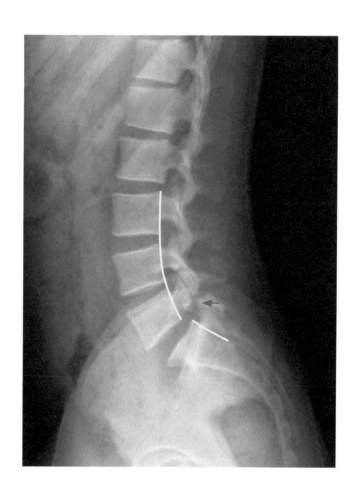

圖 3-10　椎弓解離和脊椎滑脫

椎弓峽部有缺陷或骨折時（紅色箭頭），會導致骨性結構不穩定，嚴重時上下節椎體會產生前後位移而造成脊椎滑脫（黃色線），除了背部疼痛之外，也可能會造成神經根壓迫而引起下肢疼痛。

　　有許多人會很擔心，椎弓都已經骨折了，怎麼可以再做阻力訓練，會不會越做越嚴重？沒有能不能做，而是要怎麼做。**先建立核心穩定，保持脊椎中立的良好動作模式，避免脊椎反覆屈伸，就可以開始阻力訓練，這是所有脊椎傷病疼痛的訓練原則。**

　　一開始訓練，要盡量選擇可以保持軀幹直立的動作，減少脊椎所承受的橫向剪力。例如用前抱蹲取代背蹲，以墊高硬舉或相撲硬舉取代羅馬尼亞硬舉等等。等到核心肌力越練越強越穩定，就可以開始嘗試練習其他軀幹較前傾的訓練動作。

參考資料和延伸閱讀

REHABILITATION CONSIDERATIONS FOR SPONDYLOLYSIS IN THE YOUTH ATHLETE
https://www.ncbi.nlm.nih.gov/pmc/articles/PMC7134351/

Lumbar spondylolisthesis: STATE of the art on assessment and conservative treatment
https://archivesphysiotherapy.biomedcentral.com/articles/10.1186/s40945-021-00113-2

Degenerative Spondylolisthesis: A Narrative Review
https://www.ncbi.nlm.nih.gov/pmc/articles/PMC8823594/

脊椎側彎

　　脊椎側彎能不能做阻力訓練，尤其是使用槓鈴的自由重量訓練？脊椎側彎除了少數是特殊疾病所造成，大多數都成因不明，而且在嚴重程度上也有很大的差異。當要把重量背負在已經彎曲變形的脊椎上，通常都會讓人感到相當擔心和害怕，而醫師或其他的醫療人員為了安全起見，也常常會保守地建議脊椎側彎病患，身上盡量不要背負太大的重量。

　　所以脊椎側彎到底能不能做阻力訓練？這方面的研究其實並不多，不過在健力或舉重比賽中，不乏有脊椎側彎的選手，而且也有不錯的成績表現。在網路上，也很常看到脊椎側彎患者分享自己在阻力訓練後的成果和改變。所以問題不是脊椎側彎「能不能」做阻力訓練，而是「要如何」做阻力訓練。

　　兒童和青少年的脊椎側彎，本來就可能會隨著生長發育而變得更加嚴重，所以需要密切的追蹤觀察。規律而多元的運動可以增進活動能力和心肺適能，如果在這個時期對阻力訓練有興趣，就依照一般兒童和青少年的阻力訓練原則，以培養興趣和動作模式為主，並不需要刻意加上太大的負荷。

　　成年人因為肌肉骨骼已經發育成熟而定形，一般而言，輕度至中度脊椎側彎（小於 40-50 度）的彎曲程度並不會再有太大的改變。如果已經嚴重到造成疼痛不適和活動受限，或是胸廓變形而影響到心肺

功能，當然要先尋求醫療協助。大多數輕度至中度的脊椎側彎常常沒有任何症狀，只是在某次的醫療檢查中偶然發現，對於這樣的脊椎側彎，從事阻力訓練既安全而且有益。脊椎側彎患者要做阻力訓練，主要的考量是會不會造成疼痛或受傷，以及脊椎側彎的程度會不會變得更加嚴重。

　　脊椎側彎患者因為脊椎彎曲變形，動作上難免會有一些失衡和代償。某些功能性的失衡代償可以經由矯正技術和運動訓練而得到改善，但是某些結構性的問題可能就無法經由這些方式來改變。但是不用擔心，就算阻力訓練動作會有些歪斜而不是那麼的完美，只要掌握基本的核心穩定四肢發力原則，維持每一次動作的一致性而沒有偏差，小心謹慎地增加負荷，並且仔細觀察身體的反應回饋，這種「正常的不正常」動作模式，受傷風險並不見得會比較高。而且一旦建立起足夠的肌力，原本怪罪於脊椎側彎所造成的腰痠背痛四肢無力，也都會跟著改善。

　　阻力訓練是靠整個軀幹體壁的核心肌群穩定和體腔壓力來承受負荷，而不是靠脊椎本身。脊椎的組織結構本身是無法承受太大的負荷，所以訓練足夠的核心肌力和正確的發力方式，反而可以分擔脊椎的壓力。目前沒有證據顯示阻力訓練會增加脊椎側彎的嚴重程度，甚至有些研究還發現，阻力訓練後增進核心的穩定和平衡，可以改善部分的脊椎側彎。如果還不放心，可以定期追蹤檢查，觀察脊椎側彎程度的變化。

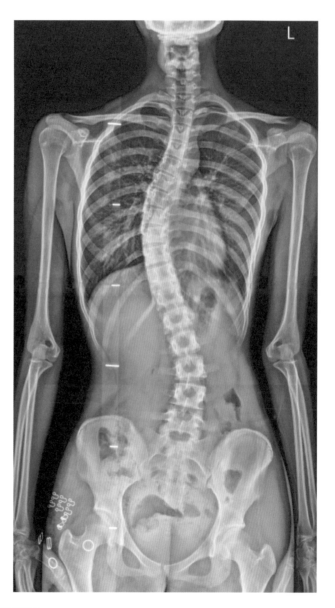

圖 3-11　脊椎側彎

太多數脊椎側彎的成因不明，會受到遺傳、姿勢、發育等等許多因素的影響，好發於年輕女性，在青春期的快速生長發育時期要密切追蹤，適當的運動訓練可以改善側彎角度或減緩側彎惡化。

　　最後，脊椎退化也會導致脊椎側彎，可能是長期不良姿勢或過度反覆動作，使得脊椎結構產生不對稱的退化變形，因而造成這種退化性的脊椎側彎。骨質疏鬆症和肌少症是退化性脊椎側彎的危險因子之一，要避免骨質疏鬆症和肌少症，當然就要靠足夠強度的阻力訓練。

　　脊椎側彎不見得會造成疼痛，而疼痛也不見得是因為脊椎側彎。對於大多數沒有症狀或輕微症狀的脊椎側彎，都不需要畫地自限，可以正常而自由的從事任何身體活動，這也包括阻力訓練，先決條件是要先經過醫療評估，由教練指導正確的動作和規劃合適的課表，再加上定期的追蹤檢查。

參考資料和延伸閱讀

THE SAFETY OF BARBELL RESISTANCE TRAINING FOR ADULT POWERLIFTERS WITH SCOLIOSIS
https://www.progressiverehabandstrength.com/articles/scoliosis-barbell-training

Strength Training with Scoliosis
https://startingstrength.com/article/strength-training-with-scoliosis

Adult degenerative scoliosis – A literature review
https://www.sciencedirect.com/science/article/pii/S2214751919303846

大腦健康和運動訓練

失智症

失智症是人口老化的主要問題之一，分為退化性（例如阿茲海默症［Alzheimer disease］）、血管性和其他（例如腦中風、感染、藥物），各種病因可能會並存且交互影響，阿茲海默症是造成大多數失智症的原因，失智症的病程不可逆，而且目前還沒有研究出有效的預防和治療藥物。

正常的老化通常會伴隨著些微的認知功能（例如記憶、語言、思考和判斷）減退，嚴重一點的稱為輕度認知障礙（mild cognitive impairment），就算症狀還不算太糟，仍然會影響到生活品質，而且還可能會惡化為失智症。尤其是在新冠肺炎疫情之後，感染新冠肺炎可能加速大腦結構和功能的退化，造成認知功能障礙的長期後遺症（詳見《大夫訓練 I》第 5 章）。

　　肥胖和代謝症候群患者的失智症風險比較高,其中血管性失智症占一大部分,身體活動有益於血糖控制和心血管系統健康,可以減輕粥狀動脈硬化性腦血管疾病對大腦的影響。

　　此外,粒線體功能不良和胰島素阻抗會導致大腦內的能量代謝紊亂、慢性發炎反應和神經元退化,可能是造成阿茲海默症的原因,所以阿茲海默症又被稱為第三型糖尿病。ApoE4 基因即是與胰島素阻抗和脂肪代謝異常有關,會增加罹患阿茲海默症的風險。

認識 ApoE4 基因

常見的載脂蛋白 E(apolipoprotein E, ApoE)分為 2、3、4 型,帶有「ApoE4」基因的人因為脂肪代謝異常,所以血清膽固醇較高,會增加失智症、動脈硬化、心肌梗塞和腦中風的風險。大約 25% 的人帶有一個 ApoE4 基因,會增加罹患阿茲海默症的風險 3-5 倍,而約 3% 的人帶有兩個 ApoE4 基因,這可能使風險提升至 10-15 倍,並且與疾病的早期發作有關。飾演雷神索爾的知名演員克里斯‧漢斯沃(Chris Hemsworth),即是因為檢測出帶有兩個 ApoE4 基因而宣布暫時息影。

　　身體活動透過多種機制來保護大腦，包括增加腦源性神經營養因子（brain-derived neurotrophic factor, BDNF），增加血液、氧氣和營養供應，減少腦血管疾病風險和減輕慢性發炎反應。**沒有一種治療失智症的藥物和身體活動一樣有效**，許多研究的結果指出，各種身體活動和運動訓練可以減輕認知障礙，並且降低罹患失智症的風險。也有研究顯示，有氧活動可以減少大腦皮質隨著年齡而萎縮，並且保有更大的海馬迴（hippocampus），這表示更好的認知和記憶功能。

　　失智症患者通常伴隨著多種慢性疾病和衰弱，越來越多證據顯示，人類的認知功能和肌力相關，阻力訓練除了可以和有氧活動一樣改善大腦結構和認知功能，若擁有足夠的肌力，還可以從事更多身體活動，來獲得更多健康益處。要注意的是，由於失智症患者的認知功能較差，訓練時要確定患者能理解指令並正確執行，才能確保安全。

參考資料和延伸閱讀

Physical Exercise as a Preventive or Disease-Modifying Treatment of Dementia and Brain Aging
https://www.ncbi.nlm.nih.gov/pmc/articles/PMC3258000/

Exercise Regulates Myokines in Aging-Related Diseases through Muscle-Brain Crosstalk
https://karger.com/ger/article/70/2/193/870306/Exercise-Regulates-Myokines-in-Aging-Related

Type 3 Diabetes and Its Role Implications in Alzheimer's Disease
https://www.ncbi.nlm.nih.gov/pmc/articles/PMC7246646/

Functional and/or structural brain changes in response to resistance exercises and resistance training lead to cognitive improvements – a systematic review
https://eurapa.biomedcentral.com/articles/10.1186/s11556-019-0217-2

憂鬱症

憂鬱症是最常見的心理健康診斷之一，和心血管、代謝等等慢性疾病，以及增加死亡率相關。憂鬱症的症狀在個體之間差異很大，包括持續的悲傷或情緒低落，對曾經喜歡的活動失去興趣或樂趣，飲食和睡眠模式改變，難以集中注意力，以及有死亡或自殺的想法，會嚴重影響到生活品質。

雖然有些憂鬱症患者對於藥物治療和心理治療的反應良好，但仍然有許多患者沒有接受治療（價格昂貴，或副作用大）或覺得治療沒有效果。而身體活動可以作為替代或輔助治療，因為身體活動除了可以減緩憂鬱症的症狀，同時還能減輕藥物的副作用，減少心血管和代謝疾病的危險因子，並且改善大腦功能。

雖然傳統上不認為心理健康是體適能評估的一部分，但是心理健康和身體健康關係密切。憂鬱症患者的身體活動建議可以參照一般成人的指引，也就是每星期至少要有 150 分鐘的中強度有氧活動，或75-150 分鐘的高強度有氧活動，以及每星期至少 2 次的阻力訓練，再根據個人的體況來調整。研究顯示，符合身體活動指引的活動量，可以有效減少憂鬱症的罹病率，同時減緩罹患憂鬱症之後的症狀，效果不輸藥物或心理治療。

憂鬱症的病理機轉十分複雜，身體活動的抗憂鬱機制也不完全清楚，目前的研究顯示，可能是透過血清素（serotonin）和正腎上腺素

（norepinephrine）的訊號傳導。此外，肌肉收縮時會產生肌肉因子釋放到循環中，可以調節下視丘 - 腦下垂體 - 腎上腺軸（hypothalamus-pituitary-adrenal axis, HPA axis）、腦源性神經營養因子、免疫功能和發炎反應，達到抗憂鬱的效果。

雖然身體活動指引建議有氧活動和阻力訓練，但是一般對於憂鬱症的活動介入還是以有氧活動為主，可能是因為有氧活動所需的設備器材較少，較為方便實行。雖然阻力訓練在憂鬱症方面的研究不多，但是現有的研究結果皆顯示其抗憂鬱效果和有氧活動相當。

參考資料和延伸閱讀

Effect of exercise for depression: systematic review and network meta-analysis of randomised controlled trials
https://www.bmj.com/content/384/bmj-2023-075847

The role of exercise in the treatment of depression: biological underpinnings and clinical outcomes
https://www.ncbi.nlm.nih.gov/pmc/articles/PMC9969795/

Association of Efficacy of Resistance Exercise Training With Depressive Symptoms
https://www.ncbi.nlm.nih.gov/pmc/articles/PMC6137526/

癌症和運動訓練

足夠的身體活動可以減少罹患某些癌症的風險，例如膀胱癌、乳癌、結腸癌、子宮內膜癌、食道癌、腎臟癌和胃癌。就算罹患癌症，增加身體活動對於許多方面也都有極大益處，生理方面包括心肺適能、身體功能和身體組成，心理方面包括焦慮、憂鬱、疲勞、睡眠和自信心，此外也能改善罹患癌症之後的存活率。

癌症發展是一個多步驟的過程，正常組織先轉化為癌前病變，最後再變成為癌症。從分子角度來看，這個過程是由於關鍵生長調節基因（癌症基因、腫瘤抑制基因）的不穩定（突變或表觀遺傳改變）所造成。外源性因素（例如抽菸）和內源性因素（例如荷爾蒙）都會促進轉化細胞的生長和存活，從而促使其惡性發展。

　　身體活動會影響癌症發展和生長的內源性全身環境，包括胰島素和葡萄糖代謝、免疫功能、發炎反應、荷爾蒙、肌肉因子、氧化壓力和基因組穩定性，身體活動還可以降低與肥胖相關的癌症風險，因為肥胖與多種癌症的風險增加有關。除了可以減少罹癌的風險，身體活動對於癌症病患也有益處，因為活動時會提高體溫和產生急性壓力，製造出不適合癌症的環境，這會減緩腫瘤的生長速率和減少擴散風險。身體活動也會調節免疫系統，能更有效地抑制腫瘤生長，以及減少治療的副作用和毒性。

　　另外，身體活動能夠增加血流量和血管增生，如此可以影響化療藥物輸送到腫瘤的過程，以及促進放射治療的效果。大部分實質腫瘤的主要治療方式是手術，在手術之前持續進行身體活動和運動訓練，可以增加病患的生理儲備，讓手術更安全，並減少住院時間和死亡風險。

　　癌症和癌症治療都會增加產生新的癌症或其他慢性疾病（例如心血管疾病、骨質疏鬆症、糖尿病）風險，身體活動對於預防和控制這些疾病扮演了極為重要的腳色。癌症和癌症治療也會造成肌肉流失，如果在癌症治療的前、中、後期都能增加或保持肌肉量，對於維持身體功能、保有獨立自主生活和改善許多後遺症，都有重大的影響。

　　因為癌症的多樣性和不同治療方式的副作用，癌症患者在開始身體活動之前可能需要先經由醫療專業人員評估。但是要求進行全面的身體健康評估可能會對開始活動造成不必要的障礙，因此大多數的癌症患者並不需要進行評估就可以開始低強度的有氧活動（例如步行或

騎自行車），以及循序漸進的阻力訓練。和一般人相同，癌症患者建議每星期至少 150 分鐘的低 – 中強度有氧活動，以及至少 2 次的阻力訓練。身體活動所獲得的益處和活動量成正相關，但是要考量到每位患者的體況不同，謹記「有活動總比沒有好」。

　　癌症患者在身體活動時有些特殊考量，手術之後若要立即活動，應先徵求醫師的許可，尤其是會動到手術傷口的動作。靜脈注射化學治療當天和其後 24 小時不應過度活動。淋巴水腫的患者在活動時可以穿著壓縮衣。身上有傷口或導管，或是放射治療後皮膚不適，這些狀況做水中運動會增加感染的風險。嚴重的疲勞、嚴重的貧血、正在感染或發燒、嚴重的腸胃道症狀、嚴重的肌肉骨骼或神經症狀，這些病況應該先暫停身體活動一陣子。如果是輕微到中度的疲勞，身體活動反而有助於改善症狀。

　　之前沒什麼身體活動和運動訓練經驗的癌症病患，一開始先參加有人帶領的團體活動可能比較合適，再逐步地增加活動量和活動強度。活動的安排應該要個人化，考量整體健康、身體功能、動機和目標，最重要的是感覺可接受和易於長期維持。換言之，就算罹患癌症也不要害怕嘗試去做各種活動，身體活動對於心理和身體健康都很有幫助，能夠幫助你對抗癌症。

參考資料和延伸閱讀
Should you really exercise when you have cancer?
https://blogs.bmj.com/bjsm/2022/01/17/should-you-really-exercise-when-you-have-cancer/

飲食、活動和癌症

　　DNA 損壞被認為是產生癌症、慢性疾病和老化過程的第一步，而氧化壓力和發炎反應與癌症病理機制密切相關。氧化壓力指的是活性氧物質和抗氧化防禦機制之間的不平衡，大多數的化療藥物會在癌細胞中產生活性氧物質，造成 DNA 損壞和癌細胞死亡，但是同樣也會傷害到健康的細胞。

　　癌症治療的目的在於防止癌症擴散、延長病人存活率和減少復發風險。此外，還必須要減少癌症治療的副作用。越來越多的證據顯示，飲食和身體活動可以改善抗氧化防禦機制和調節修復能力，影響 DNA 穩定。尤其是身體活動，可以增強粒線體的功能和抗氧化能力。而植物性飲食，例如全穀類、漿果（例如酸櫻桃、藍莓）、香料、堅果、咖啡、特定的水果和蔬菜中，具有大量抗氧化壓力和抗發炎反應的成分，能減少 DNA 損壞和促進 DNA 修復。

　　傳統上，癌症病患的飲食建議多著重在維持足夠的熱量和微量營養素，但是富含抗氧化物的飲食可以增加對於治療副作用的容忍性，減少復發風險，並降低長期副作用。身體活動可能會急性增加活性氧物質而造成 DNA 損壞，但是通常在 3 天之內 DNA 就可以修復。更重要的是，規律的活動可以改善抗氧化防禦機制，並加強 DNA 的修復作用。

　　身體活動也可以改善癌症造成的疲勞和憂鬱，增進生活品質、生理功能、身體組成和心肺適能。身體活動也會影響癌症的生長速率，並

加強免疫系統。近年來，HIIT 在癌症病患的體適能和健康相關預後上得到很大的關注，身體活動對於 DNA 修復的益處，似乎主要是來自於高強度有氧活動。但是過度活動可能會造成更多的 DNA 損壞，所以活動、活性氧物質和 DNA 損壞之間的關係可能是 U 型曲線，適當的活動量目前仍不清楚。有研究顯示，只要每天幾分鐘的高強度身體活動，就可以顯著減少罹患癌症的風險，在體況許可之下可以適度安排。

參考資料和延伸閱讀 ─

DNA damage and repair capacity related to diet and exercise: a new dimension in cancer treatment?
https://blogs.bmj.com/bjsm/2022/01/07/dna-damage-and-repair-capacity-related-to-diet-and-exercise-a-new-dimension-in-cancer-treatment

Vigorous Intermittent Lifestyle Physical Activity and Cancer Incidence Among Nonexercising Adults: The UK Biobank Accelerometry Study
https://jamanetwork.com/journals/jamaoncology/fullarticle/2807734

阻力訓練與癌症

　　罹患癌症和治療期間，常常會發生肌肉量減少，這與治療效果不佳，以及加速失能、增加合併症和死亡風險有關。然而實情是，即使癌症患者想要增加肌肉，甚至只是維持肌肉，都不是那麼容易。有研究顯示，癌症患者進行 12 個月的阻力訓練，僅能增加約 0.4 公斤的瘦體重，但是健康的老年人進行阻力訓練，還可以增加約 1.1 公斤的瘦體重。

　　為什麼肌肉流失在癌症患者中如此常見而且難以逆轉？因為癌症的治療方式，例如化學治療、放射治療、免疫治療、手術，會對肌肉的分解代謝信號產生直接或間接的影響，造成合成代謝和分解代謝間的不平衡，導致肌肉加速流失。加上癌症本身和治療過程的不適，例如沒體力、噁心、憂鬱、焦慮和疼痛，都可能會導致缺乏身體活動。而食慾不振、吞嚥困難和吸收不良，也可能因此無法攝取足夠的營養和熱量來增加或維持肌肉。此外，癌症患者在從事阻力訓練時，常常不敢遵循「漸進式超負荷」的關鍵原則來逐步增加負荷，這也是訓練效果不佳，難以增加肌肉和肌力的原因。

　　當所有這些因素都加在一起時，就很容易理解，為什麼癌症患者試圖增加或維持肌肉量是那麼地困難。即使如此，癌症患者也千萬不要因此就放棄阻力訓練。因為阻力訓練對於癌症患者有維持肌肉和身體功能的效果，如果不從事阻力訓練，將會流失得更快更多。最重要的是未雨綢繆，在平時先準備好生理儲備，以備罹癌時所需。

參考資料和延伸閱讀

Muscle and Cancer: Outcomes and Expectations
https://www.acsm.org/blog-detail/acsm-certified-blog/2022/02/15/muscle-and-cancer-outcomes-and-expectations

The effects of resistance training on muscular strength and hypertrophy in elderly cancer patients: A systematic review and meta-analysis
https://www.sciencedirect.com/science/article/pii/S2095254621000223

其他疾病和運動訓練

——痔瘡、疝氣、靜脈曲張、視網膜剝離、青光眼

　　痔瘡、疝氣、靜脈曲張、視網膜剝離和青光眼等等疾病患者，通常被要求不可以閉氣用力，以免體腔壓力升高而導致病情惡化。在討論這類病患能不能從事阻力訓練之前，要明白日常生活中，本來就時常會出現需要閉氣用力和體腔壓力增加的狀況，包括咳嗽、打噴涕和排便。而其中的排便，尤其是便祕時，更是會使腹內壓大幅升高。

　　拿阻力訓練和便祕來當作對比，是有原因的。就體腔壓力增加的程度來說，阻力訓練除非是在拚 1RM 或做到力竭，否則有經驗的訓練者做 3-5RM 的高強度訓練，也只要適度地緊繃核心就足夠了，並不需要特別用力閉氣，反而是便祕時死命地憋氣用力，會使得腹內壓大幅升高。

　　就體腔壓力增加的時間來說，阻力訓練做一次動作的時間不超過 2-3 秒，甚至拼 1RM 的時候最多撐到 5-10 秒，而便祕時一次閉氣用力的時間可能會長達 20-30 秒以上。就體腔壓力增加的次數來說，高強度訓練一組做 3-5 下就會有組間休息，而便祕時可能會連續閉氣用力達 10 次以上。更何況，阻力訓練一星期練個 2-3 天就算很勤了，但是便祕可能是天天都會發生。

　　所以不管是體腔壓力增加的程度、時間、或次數，便祕都遠遠超過阻力訓練。如果患有疾病需要特別小心體腔壓力增加，第一個要注意的絕對是便祕。預防便祕的方法，包括高纖維飲食、多喝水、避免久坐，以及「規律的身體活動」等等。而且研究顯示，阻力訓練時閉氣用力所增加的體腔壓力是在控制之下的合理範圍，遠低於單純死命地憋氣用力。

　　阻力訓練增加體腔壓力確實會造成風險，可能使痔瘡、疝氣、靜脈曲張、視網膜剝離和青光眼的病況加重。理想的訓練原則是先治療疾病到一定的程度，阻力訓練時再選用適當的強度，而且要有保留次數不要做到力竭，並善加控制不要過度地閉氣用力，這樣就能將阻力訓練的風險降到最低，也可以得到阻力訓練的益處。

参考資料和延伸閱讀 ─────────────────

Constipation‑induced pressor effects as triggers for cardiovascular events
https://www.ncbi.nlm.nih.gov/pmc/articles/PMC8030287/

第 4 章

阻力訓練
越早開始越好

　　既然知道足夠的身體活動是維持健康的基礎，而阻力訓練可以提升肌力、骨質和其他生理儲備，增加活動能力，改善生活品質，以及對抗老化所可能造成的衰弱和失能，所以阻力訓練當然是越早開始越好。有些人可能會覺得已經來不及，其實再老開始都不嫌晚。在一生之中的各個時期，阻力訓練對於運動表現、傷害預防和身體健康都非常重要。至於要多早開始才好，一般家長常常以為兒童太早訓練會影響發育而長不高，這類的迷思在本章中都會逐一解答。

兒童和青少年缺乏身體活動

在現代化的社會，靜態生活對於身體健康所造成的影響不僅局限於成人，連兒童也深受其害，這早已經是全球性的問題。大多數的孩童不夠活躍，甚至有些兒童和青少年在一天之中，有長達 1/3 的時間幾乎沒什麼身體活動！只是上課、補習、寫作業、滑手機、玩電腦、打電動，這種缺乏身體活動的生活型態會導致許多健康問題，包括肥胖和糖尿病。

靜態生活還會妨礙身體發展出全部潛力的機會，舉凡跳躍、投擲、拉扯、攀爬、爬行等等，都是從事各種活動所必要的身體能力。現代兒童和青少年的這些身體能力正在下降，因為他們很少在戶外玩耍和活動。

如同放山雞和飼料雞的差別，缺乏足夠活動的刺激，骨骼和肌肉的發育也就不夠健全和強壯，姿勢和動作控制的技巧也不夠熟練，自然就會產生很多問題，例如扁平足、X 形腿、彎腰駝背、骨盆歪斜、儀態不正，不但活動耐受性差，日常生活也容易受傷、疼痛，這些都**會持續影響到長大成年後的生活。**

多項研究證實，小時候經常活動有助於在成年後繼續保持活動習慣。成年人保持規律的身體活動，是身體和大腦健康不可或缺的要素。如果兒童的肌力較差，可能無法養成活動習慣，並且更不可能在往後的生活中從事各種活動和培養運動嗜好。

身體活動已被證實是可以預防多種疾病的「藥物」，整天都有各種身體活動，是降低慢性疾病風險、改善身體健康和保持關節活動度的絕佳方式。與藥物不同的是，如果以正確的方式進行身體活動，並不會產生危險的副作用。而且與朋友一起在戶外活動和玩耍，有助於融入群體生活，可以感覺更有活力，並且更能夠集中精神。

研究顯示，現在的兒童由於科技生活便利，因此出現了一種稱為**「活動缺乏」**的疾病（exercise-deficit disorder），這是因為每天做不到 60 分鐘中等到劇烈的身體活動所引起。肌肉一旦缺乏活動就會越來越軟弱，最後可能會患上「小兒力弱症」（pediatric dynapenia），這表示肌肉適能太差，活動不足的孩童不能像其他孩童一樣跳得高或跑得快。由於缺乏身體活動，現代兒童的心、肺、肌肉和骨骼可能無法滿足日常活動的需求，更不用說參與各種競技運動。

任何年齡都是開始積極從事身體活動的好時機，嘗試每天累積至少 1 小時的身體活動，很快就會看到明顯的好處。不只是籃球、田徑、騎自行車、跳舞這些傳統運動，遛狗、跳房子或公園玩耍也都算是身體活動。而變得更強壯會帶來許多健康益處，所以除了增加日常的身體活動，另外試著每星期至少進行 2-3 次的肌力運動。使用各種重物、藥球、彈力帶或自身體重來做阻力訓練，可以使肌肉變得更強、更快。

時至今日，一般大眾對於讓兒童或青少年從事需要舉起重量的阻力訓練，還是有許多迷思或誤解，認為容易使孩童受傷或長不高。然而，研究已經證明，在監督下以良好技術進行的阻力訓練，並不會傷害正在生長的骨骼，或使得肌肉變笨重。

事實上，兒童的肌肉增加很難超過正常的生長範圍，因為兒童缺乏幾種在青春期才會出現的關鍵荷爾蒙，而這些荷爾蒙可以促進肌肉生長。然而，這並不表示從小做阻力訓練沒有意義，阻力訓練確實可以幫助兒童在需要高水準技巧的專項運動中表現更加出色，也能減少受傷的風險。

除此之外，小時候就開始做增強肌力的運動，可以增加未來的肌力，與不活動或只做傳統運動的兒童相比，較早開始做阻力訓練的兒童在長大之後的肌力水準會更高，活動能力也會更好，也更能夠避免靜態生活問題和罹患慢性疾病。

　　所以說，增加身體活動在保持健康身心方面，是必不可少的要務。日常活動對所有年齡的健康都有莫大幫助，對兒童和青少年的健康更是關鍵。

　　事實上，身體活動不足會對兒童造成嚴重的健康後果，各種類型的身體活動對健康都有不同的益處，阻力訓練是身體活動其中一種重要形式，小時候就提高肌肉適能，包括肌力、爆發力和肌耐力，對於在整個人生中維持身體活動和運動方面具有深遠的益處。尤其是最大肌力，更是爆發力和肌耐力的基礎。

兒童和青少年的身體發展

　　兒童和青少年，不只在身材上和成人有明顯差異，在生長發育和訓練適應上的反應也和成人不同，所以不應該將兒童和青少年視為「縮小版」的成人。以往認為，在生長發育期間有「機會窗口」，也就是要在特別的時間點針對某項身體素質加強訓練，才能有最佳的適應，也才能完全開發出潛能。但是近期研究顯示，大多數的身體素質都可以在整個兒童和青少年時期進行訓練，不應局限於特定的「窗口」，但訓練比重會依據不同的發育階段來調整。

生長發育模型－女性

實際年齡	1	2	3	4	5	6	7	8	9	10	11	12	13	14	15	16	17	18	19	20	21+
年齡階段	幼兒					兒童						青少年							成年		
發育速度	快速成長 ⟷				穩定成長 ⟷					爆發成長 ⟷					成長減緩						
成熟程度						PHV 前 ⟵				PHV ⟶		PHV 後									
訓練適應	神經適應為主（年齡相關）⟷									神經和賀爾蒙適應結合（成熟相關）											
身體素質	**FMS**					**FMS**			FMS			FMS									
	SSS					SSS			**SSS**			**SSS**									
	活動度					**活動度**						活動度									
	敏捷度					**敏捷度**						敏捷度					**敏捷度**				
	速度					**速度**						速度					速度				
	爆發力					**爆發力**						爆發力					爆發力				
	肌力					**肌力**						肌力					肌力				
	肌肥大											肌肥大			**肌肥大**					肌肥大	
	耐力 / 能量代謝					耐力 / 能量代謝						耐力 / 能量代謝						**耐力 / 能量代謝**			
訓練結構	不需結構					低度結構						中度結構				高度結構			非常高度結構		

生長發育模型－男性

實際年齡	1	2	3	4	5	6	7	8	9	10	11	12	13	14	15	16	17	18	19	20	21+
年齡階段	幼兒					兒童						青少年									成年
發育速度	快速成長 ⟷				穩定成長 ⟷					爆發成長 ⟷					成長減緩						
成熟程度						PHV 前 ⟵				PHV ⟶		PHV 後									
訓練適應	神經適應為主（年齡相關）⟷									神經和賀爾蒙適應結合（成熟相關）											
身體素質	**FMS**					**FMS**			FMS			FMS									
	SSS					SSS			**SSS**			**SSS**									
	活動度					**活動度**						活動度									
	敏捷度					**敏捷度**						敏捷度					敏捷度				
	速度					**速度**						速度					速度				
	爆發力					**爆發力**						爆發力					爆發力				
	肌力					**肌力**						肌力					肌力				
	肌肥大											肌肥大			**肌肥大**						肌肥大
	耐力 / 能量代謝					耐力 / 能量代謝						耐力 / 能量代謝						**耐力 / 能量代謝**			
訓練結構	不需結構					低度結構						中度結構				高度結構			非常高度結構		

圖 4-1　生長發育模型

大多數的身體素質都可以在整個兒童和青少年時期進行訓練，不應局限於特定的「窗口」，但訓練比重會依據不同發育階段來調整。表中字體粗細代表在該階段的重要性，值得注意的是，不管在什麼階段肌力都十分重要，而耐力可以等到成年時再加強。

FMS (fundamental movement skill)：基礎動作技能
PHV (peak height velocity)：身高成長顛峰期
SSS (sport specific skill)：專項運動技能

兒童

一般由 2 歲開始，直至踏入青春期（約 10-12 歲）。在此階段，腦部神經系統發展迅速，尤其適合進行一些促進全身協調和活動能力的訓練，例如培養基礎動作技能（fundamental movement skill），包括跑、跳、投擲等等，透過遊戲或玩耍來學習，建立全面的身體素質，為未來投身專項運動作好準備。

青少年

一般 12-18 歲，女性會較男性略早 2 年踏入青春期。在此階段，內分泌系統迅速發展，荷爾蒙（生長激素和性荷爾蒙）會讓身體出現顯著的變化，包括身高快速增加，進入「身高成長顛峰期」（peak height velocity）。此時肌肉也會受荷爾蒙的影響而肥大，在這個階段開始加入強度較高的阻力訓練，能更有效地提升肌肉量，有助於發展未來的運動潛能。

值得注意的是，肌力在各個階段都相當重要，因為兒童需要一定的肌力才能有效而安全地學習各種基礎動作技能，青少年亦可藉由提升肌力來促進肌肉骨骼系統的發展，改善活動能力，增進運動表現，以及預防運動傷害。

成人

一般在 18-20 歲之後，身體成長逐漸減緩，身體素質也已經發展到相對穩定的程度，但仍能依照需求持續的加以訓練強化。在任何階段都不需將耐力視為訓練的重點，足夠的身體活動和特定的運動訓

練，就能確保良好的心肺適能和代謝能力，而且不像其他的身體素質最好從小培養起，耐力可以等到成年時再依專項運動的需求來加強。

性別差異

在青春期之後，男女的生長發育就會開始出現差異，這主要是受到性荷爾蒙（睪固酮和雌激素）的影響，除了第二性徵之外，還會使得男女的生理結構和身體素質發展不同，會影響到活動能力和運動表現。尤其睪固酮，是性別造成運動表現差異的主要因素。

一般而言，成年男性比女性有較大的心臟和心輸出量，較大的肺臟和氣管，較多的紅血球，較多的肌肉量和快縮肌纖維，較大較硬的骨骼，和較少的體脂肪，這些都讓男性在肌力和耐力運動表現上超過女性。

參考資料和延伸閱讀 ─────────────

A FUNDAMENTAL APPROACH FOR TREATING PEDIATRIC DYNAPENIA IN KIDS
https://journals.lww.com/acsm-healthfitness/fulltext/2017/07000/a_fundamental_approach_for_treating_pediatric.7.aspx

The Youth Physical Development Model: A New Approach to Long-Term Athletic Development
https://journals.lww.com/nsca-scj/fulltext/2012/06000/the_youth_physical_development_model__a_new.8.aspx

青年體能發展模型（Youth Physical Development Model）介紹
https://www.sportsroad.hk/archives/382141

Sex differences in human performance
https://physoc.onlinelibrary.wiley.com/doi/full/10.1113/JP284198

年輕時開始阻力訓練的好處

身體問題少

年輕時身體沒有慢性疾病、器官功能衰退、關節肌肉退化等等問題，所以訓練時比較沒有特別的禁忌症，可以有較多的變化安排，訓練較為全面，也能夠承受較高的訓練強度和訓練量。

學習效率好

大腦會因應外來的刺激而產生適應，建立新的神經迴路，稱為神經可塑性（neuroplasticity），這對於學習新的動作和技能非常重要。神經可塑性在前青少年期（preadolescence）達到顛峰，因此是學習動作和技能的最佳時機，在此時就多接觸各種身體活動和運動訓練，可以大幅的增強肌力和活動能力，這是成年人可能無法達到的。而老年人因為神經系統退化造成學習能力減退和動作控制困難，學習新的事物也常常不如年輕時來得又快又好。

訓練效果佳

年輕時因為合成荷爾蒙的濃度較高、合成代謝較為旺盛，對於外來的應力刺激能引起較大的反應。而且體能好、恢復快，能夠承受更高的訓練強度和訓練量，訓練之後增進肌力和骨質的效果最好。人體的肌力和骨質約在 20-30 歲左右達到顛峰，隨後就會開始逐漸減退，如果沒有足夠的身體活動，在超過 60 歲之後會更加快速退化，所以要趁年輕時盡量地累積。

容錯範圍大

　　年輕時關節活動度較好，組織耐受度較高，對於不良姿勢和動作的容忍度也較大，比較不容易受傷。在健身房時常可以看到各種奇怪或代償的訓練動作，似乎也沒有造成什麼不良影響，但是這些不良的姿勢和動作如果不加以注意和矯正，早晚還是有可能會因此而受傷。學習新動作時難免會有一些錯誤嘗試，慢慢改進之後才會逐漸熟練，如果在學習時容易因為不熟練的動作而受傷疼痛，就會影響到進步的速度。

受傷恢復快

　　萬一在訓練時不小心受傷，年輕時因為組織的修復能力較佳，能夠比較快速地復原，不用休息太久就可以再繼續訓練。但是老年人在受傷後的恢復較慢，而且肌肉、骨質的流失速度又快，一旦因為受傷而停止訓練，很容易就打回原形，甚至更加退步。

參考資料和延伸閱讀

Effects of Resistance Training on Muscle Size and Strength in Very Elderly Adults: A Systematic Review and Meta-Analysis of Randomized Controlled Trials
https://link.springer.com/article/10.1007/s40279-020-01331-7

Age-related hormonal adaptations, muscle circumference and strength development with 8 weeks moderate intensity resistance training
https://www.sciencedirect.com/science/article/abs/pii/S0003426612012103

NEUROPLASTICITY
https://www.scienceforsport.com/neuroplasticity/

最早何時開始阻力訓練？

既然阻力訓練越早開始的效果越好，那最早可以從什麼年紀開始呢？每個兒童成長發育的進程不盡相同，一般而言，大約進小學時的年紀，也就是在 6-7 歲左右，身體的動作控制能力就會發展到比較成熟的階段，心智也較為穩定能夠聽得懂口令和指示，這時就可以開始阻力訓練。

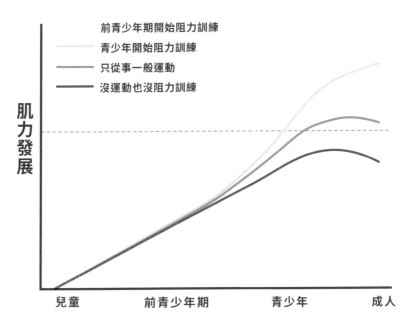

圖 4-2　阻力訓練越早開始越好

除了身體活動和運動，阻力訓練越早開始越好，在前青少年期開始阻力訓練，可以最大化成人時的肌力發展。

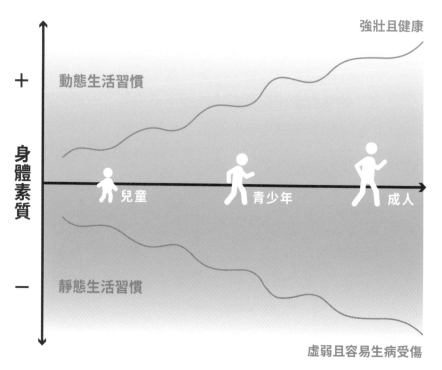

圖 4-3　生活型態從小培養

從小有足夠的身體活動和培養運動嗜好，再加上阻力訓練，可以養成動態生活型態，促進身體的強壯和健康。反之，沒有足夠的身體活動和培養運動嗜好，也沒有阻力訓練，會養成靜態生活型態，讓身體變得虛弱，而且容易生病受傷。

　　兒童阻力訓練的目的和成人不同，並不需要一直追求訓練強度和增加肌力，這個時期以學習動作、培養興趣和建立活動習慣為主，不需要加上太大的阻力，不必像大人一樣不停地漸進式超負荷，才能達到肌力、骨質和神經系統向上適應的效果。只要順應兒童生長發育的過程，他們的肌力、肌肉量和骨骼就會自然成長，所以提供正確的動

作教導，給予適度的阻力刺激，就可以獲得極大好處。等到上國中進入青春期，再開始漸漸轉為接近成人的阻力訓練，這時期的生長發育快速，如果加上足夠的應力刺激，就能為一輩子的肌力、骨質、體能和健康打下良好的基礎。

参考資料和延伸閱讀 ────

Pump It Up!──Strong Muscles Can Make You Healthier
https://kids.frontiersin.org/articles/10.3389/frym.2022.672766

Making a Strong Case for Prioritizing Muscular Fitness in Youth Physical Activity Guidelines
https://journals.lww.com/acsm-csmr/fulltext/2020/12000/making_a_strong_case_for_prioritizing_muscular.9.aspx

May the Force Be with Youth: Foundational Strength for Lifelong Development
https://journals.lww.com/acsm-csmr/fulltext/2023/12000/may_the_force_be_with_youth__foundational_strength.7.aspx

阻力訓練和身材高矮

阻力訓練當然是有受傷風險，尤其是肌肉骨骼和動作控制尚未完全發育成熟的兒童和青少年，因此在訓練過程中，必須要有教練嚴密地指導和監督，以避免造成傷害。

此外，大家最常擔心的就是阻力訓練會不會讓兒童長不高，一般的想法都認為越壓會越矮，越跳才會越高，如果想要長高，就必須要從事籃球、排球等等跳躍類的運動，才會越跳長得越高。

這種認為阻力訓練會傷害兒童的生長板，導致影響生長發育而長不高的說法，並沒有科學根據。先天遺傳對於身材高矮的影響占了絕大部分，但是後天足夠的營養和身體活動也很有幫助。身材高矮約 60-80% 是由遺傳因素所決定，而 20-40% 則是受到環境因素的影響，其中最主要是營養。目前並沒有任何研究證據顯示，在兒童或青少年時期從事正確、適當的阻力訓練會導致長不高。

在行走時，下肢承受的衝擊力約是體重的 2-3 倍，跑步時約是 3-5 倍，而跳躍時可能會高達 10 倍。在阻力訓練上，如果可以背負體重 1-2 倍的負荷，就算是不錯的水準。不去擔心反覆幾百次數千次跳躍所要承受高達體重 10 倍的衝擊力，認為這樣不但不會傷害生長板反而有助長高，而去擔心只有背負體重 1-2 倍負荷做個區區幾十次反覆的阻力訓練動作，認為會因此傷害到生長板而長不高，這實在很沒道理。

至於為什麼籃球、排球的選手都長得比較高，而舉重、體操的選手都長得比較矮？這其實是「選擇偏差」（selection bias）或「倖存者偏差」（survivorship bias），因為每一種專項運動都有適合發展的身材體型，籃球或排球選手身材高大比較吃香，舉重或體操選手則是身材矮小比較有優勢，**是身材高矮去選擇適合的運動，而不是運動造就了身材高矮。**

兒童的生長板在運動時當然還是有受傷的可能，急性受傷的原因多半是外力衝擊所造成，常有快速身體接觸的運動較常發生，例如足球或冰上曲棍球。另外，生長板也可能會有慢性損傷，這樣的損傷多

半是因為過度反覆的訓練動作所造成，尤其是過早專項化和不當訓練。在一票土法煉鋼、勤操苦練的訓練方式之下，就很可能會發生。

無論是急性或慢性的生長板損傷，如果沒有好好處理，就可能會在生長發育的過程產生長短腳、長短手、受傷肢體彎曲變形等等後遺症，而不會是四肢生長得對稱完好的長不高。

唯一要注意的是，在骨骼發育成熟前，骨骺（apophysis）區肌腱附著處的強力收縮，可能會增加扯裂性（avulsion）骨折的風險，但這比較常發生在快速的爆發力動作，例如跑、跳、投擲，好發於膝蓋前方、腳跟後方和手肘內側等等部位。所以要讓兒童多方位接觸各種運動，避免過早投入專項化又過度訓練。運動項目要多樣化，訓練好足夠的肌力，並配合科學化訓練安排，才能避免對生長板造成傷害。

參考資料和延伸閱讀 ———

How much of human height is genetic and how much is due to nutrition?
https://www.scientificamerican.com/article/how-much-of-human-height/

Effect of Dropping Height on the Forces of Lower Extremity Joints and Muscles during Landing: A Musculoskeletal Modeling
https://www.hindawi.com/journals/jhe/2018/2632603/

The Effects of Physical Activity on Physeal and Skeletal Development
https://journals.lww.com/jbjsreviews/abstract/2021/10000/the_effects_of_physical_activity_on_physeal_and.2.aspx

There is no need to avoid resistance training (weight lifting) until physeal closure
https://pubmed.ncbi.nlm.nih.gov/24393806/

兒童和青少年的阻力訓練

　　阻力訓練對兒童和青少年的生長有很大幫助，所以美國兒科學會（American Academy of Pediatrics）也針對兒童和青少年提出了阻力訓練的建議和準則，並且認為：**「以前是擔心兒童做了阻力訓練會有不良的影響，但現在則擔心兒童不做阻力訓練會有不良的後果。」** 由於生長發育上的差異，很難說兒童在什麼年紀可以開始阻力訓練，6-7歲是許多兒童開始參與運動的時期，這時應該就可以利用自身體重來做某些類型的阻力訓練。

　　兒童和青少年增強肌力的益處，包括改善健康和體適能，減少身體活動的受傷風險，傷後復健時能促進恢復，以及增加體育素養（physical literacy），也就是培養體育文化從小做起。阻力訓練不只限於舉起重量，還包括一系列的自身體重動作，以改善兒童和青少年日益下降的肌肉適能。科學研究支持，如果有正確的技術和良好的監

督，兒童和青少年經由阻力訓練來增強肌力的受傷率相當低。而兒童的肌力會增強，主要是因為運動神經元的徵召增加，這種形式的肌力增強，並不會像成人一樣伴隨著肌肉生長。

兒童和青少年阻力訓練的益處

將阻力訓練納入兒童和青少年的體育課內容和運動項目，對於增強肌力、減少過度使用傷害風險，以及激發對運動的興趣，有極為重要的價值。當然，跟成人一樣，在阻力訓練開始之前如果有些健康狀況或疑慮，就需要先諮詢醫療專業人員。

在運動表現上，阻力訓練除了能增強肌力，還能改善運動技巧，增強速度、爆發力和肌耐力，以及減少受傷風險和促進傷後恢復。在身體健康方面，則有助於兒童和青少年提升心肺適能、身體組成、骨質密度、血脂肪數值、胰島素敏感性和心理健康。

具備良好監督和正確技術的阻力訓練，兒童和青少年的受傷率很低。阻力訓練可以增加肌力儲備，滿足一般活動和專項訓練的需求，增進運動表現和減少受傷風險，不必害怕會練太壯或妨礙到運動表現。兒童和青少年阻力訓練計畫要考量的變項和成人一樣，包括教學品質、訓練環境、訓練頻率、訓練年資、使用阻力類型、訓練強度、組數和反覆次數、組間和動作間休息間隔，以及訓練時間的長短。每星期做 2-3 次阻力訓練，至少持續 8 星期，就能看到肌力增強的成果。

　　阻力訓練時產生的疲勞，兒童和青少年比成人要恢復得更快，所以建議初學者組間休息 1 分鐘就夠了，隨著訓練強度增加，可以延長到 2-3 分鐘，視個人體況來調整。核心訓練（腹部、下背和臀部肌群）在運動表現上是非常重要的基礎，對於專項技巧和姿勢控制有很大幫助。

　　從事專項運動訓練的兒童或青少年，加入阻力訓練時要小心過度訓練的風險。阻力訓練的時間要計入總訓練時數，以減少過度使用的傷害。阻力訓練要能夠整合到年度訓練計畫之中，根據賽季的不同時期來調整訓練量和訓練強度。而且不管是專項訓練還是阻力訓練，每星期至少要有 1-2 天完全休息的時間，才能讓生理和心理有足夠的恢復。此外，也要攝取足夠的水分和適當的營養，因為正確的熱量補充才能提供運動、比賽、恢復和成長所需，高訓練量加上恢復不足和營養不良，會提高過度訓練、受傷和生病的風險（詳見《大夫訓練 I》第 3 章）。

　　除了增進運動表現，阻力訓練還能減少運動傷害的風險。全身性的肌力增強能預防一般性的運動傷害，對於容易有過度使用傷害的部位和關節，也可以安排阻力訓練作為預防性運動來加強，這就是「預防復健」的概念。例如：加強旋轉袖和肩胛骨穩定肌力，以減少肩關節傷害。加強下肢的向心和離心肌力，以減少膝關節傷害。

　　成人在評估最大肌力是否進步時，往往會藉由測試 1 次反覆最大負荷（1RM），也就是只做一下的最大負荷，來確認阻力訓練強度的適當性和阻力訓練計畫的有效性。之前美國兒科學會並不建議對骨骼

還未發育成熟的兒童和青少年進行 1RM 測試，而是建議改用其他替代測量方式（握力、跳遠和跳高）來評估肌肉適能。不過，也有研究顯示，在合格的專業人員遵循規定的測試流程之下，兒童和青少年做 1RM 測試是安全的。

兒童從事阻力訓練只增強肌力而不會產生肌肉生長的效果，這是因為兒童還缺乏青春期後會促進肌肉生長的荷爾蒙，**兒童肌力增強的主要原因是增加運動神經元徵召的神經機制**。結合有氧活動和阻力訓練可以增進最大攝氧量，同步訓練在兒童和青少年不會妨礙肌力增強，而且可能比單一訓練更有益處。結合有氧、肌力和其他技巧相關的訓練，就能創造出全面性的體適能訓練計畫。對於過重或肥胖的兒童和青少年，訓練計畫應該以阻力訓練為基礎來開始，而不是以有氧活動為基礎。

兒童和青少年阻力訓練的迷思和考量

兒童和青少年從事阻力訓練雖然有那麼多的益處，但是最讓家長、老師和教練們躊躇不前的，就是擔心阻力訓練的風險。研究已經清楚顯示，在遵循合格的監督和正確的技術之下，兒童和青少年阻力訓練的受傷率遠低於其他運動，甚至還低於日常生活中的一般玩耍。與其擔心在合格監督之下設計規畫和技術指導良好的阻力訓練，不如擔心在監督不周之下不適當增加訓練負荷的狂操猛練，或是肌力儲備不足以符合訓練和競賽的需求，這些狀況所導致的受傷風險更高。

　　雖然兒童和青少年的身體問題應該比成人來得少，但是在阻力訓練之前，如果有任何疾病、受傷、或過度使用的症狀，還是要先醫療評估。有些疾病和身體狀況需要特別加以注意，甚至應該避免阻力訓練。

　　控制不佳的高血壓、特定的心血管疾病和複雜先天性心臟病需要先醫療諮詢，因為在阻力訓練時可能會因為血壓和心臟負荷的大幅升高而增加風險。未控制的癲癇也需要先醫療諮詢，但是對於藥物控制良好的癲癇，阻力訓練是安全的。肥厚型心肌病變可能會有心室肥大惡化和限制型心肌病變的風險，必須要先醫療諮詢。如果有肺高壓，則應該避免阻力訓練，因為在突然改變血液動力時會有急性代償不良的風險。

　　另外，馬凡氏症候群是因為基因突變所引起的全身性結締組織病變，會導致結締組織的排列紊亂鬆散，造成心血管、眼睛、骨骼等等器官的異常，也應該避免阻力訓練。雖然包括阻力訓練在內的各種身體活動對於兒童和青少年癌症患者有益，但是有些化療藥物需要特別注意，可能會增加心臟毒性和急性充血性心臟衰竭的風險。

　　不管是要增進運動表現、減少受傷風險、還是促進身體健康，最怕的是在相互比較之下得失心太重，因而想要使用合成代謝類固醇和其他運動表現增強藥物，這是強烈禁止的，家長、老師、或教練應該警告使用這類藥物的風險和後果，並且阻止兒童和青少年使用。對於追求健美的青少年，要特別注意異常飲食行為、過度關注身體形象、或使用合成代謝和其他運動表現增強藥物。

兒童和青少年阻力訓練的方式

　　兒童和青少年的阻力訓練，並不只局限於刻板印象的舉起重量，而是可以經由各種形式和器材所產生的阻力來增強肌力，包括自身體重、自由重量、彈力帶、壺鈴、藥球和機械，機械應該是針對兒童尺寸所設計，能夠符合兒童的人體工學，而不是直接使用成人的機械。合格的教練應該了解兒童和青少年阻力訓練的原理，以及身體和心理的獨特性，並且能夠提供即時的回饋，以確保安全和正確的動作發展。

　　阻力訓練應該包含核心肌群在內的所有主要肌群，用以全面性發展肌力和爆發力，也可以針對專項運動目標加入重點動作，要以正確的技術和完整的活動度來進行各種動作。訓練的順序，大肌群動作在小肌群之前，多關節動作在單關節動作之前。由低強度開始（≤60% 1RM）做 1-2 組、每組 8-12 下反覆動作，這樣的訓練不會過度疲勞。當技術持續穩定的進步後，可以逐漸增加 5-10% 重量，並且適度的減少反覆次數，慢慢進階到中強度（≤80% 1RM）做 2-4 組、每組 6-12 下反覆次數。

　　只要技術許可，青少年可以週期性的做高強度（>80% 1RM）低反覆次數（<6 下）。要達到增強肌力，每星期要訓練 2-3 次，肌力和技術進步時，可以逐漸增加訓練強度和訓練量。也可以定期變換動作、組數和反覆次數，以保持阻力訓練的效果和樂趣。訓練前可以先做動態熱身運動，訓練後的緩和運動可以加入伸展，但是不需要太過度。

　　使用輕負荷來學習舉重及其衍生動作，只要有良好的指導，以及在正確的技術下持續進步，那麼舉重及其衍生動作對於兒童和青少年是安全的。必須循序漸進，先使用輕的木棍，再進階到沒有加上重量的輕槓鈴，最後就是加上重量的槓鈴。以技術優先，專注在正確的動作模式，還要考量訓練年資和技術程度會因為每個人的基礎而有所不同。一旦進行這類比較複雜的多關節動作，所有反覆次數都應該以正確的技術來完成，這對於動作控制的發展非常重要，這種類型的訓練應該以較少的反覆次數（1-3 下）來進行。

　　阻力訓練除了可以增加肌力和肌肉量，達到促進身體健康、提升運動表現和預防傷害的效果，研究還顯示，肌肉適能的健康程度越高，認知功能和學業成績的表現就越好，所以不用擔心愛運動的孩子書會念不好。

參考資料和延伸閱讀

Resistance Training for Children and Adolescents
https://publications.aap.org/pediatrics/article/145/6/e20201011/76942/Resistance-Training-for-Children-and-Adolescents

Effects of Resistance Training on Academic Outcomes in School-Aged Youth: A Systematic Review and Meta-Analysis
https://link.springer.com/article/10.1007/s40279-023-01881-6

後記

　　生理儲備不足、慢性疾病年輕化和老化衰弱失能，是現代人要面對的嚴重問題。中壯年的豐衣足食，可能已經埋下了老年時的隱患。在《大夫訓練 I》詳述了老化和慢性疾病的相關問題，包括肥胖和飲食，其實都是圍繞在身體的能量代謝能力。而《大夫訓練 II》告訴你什麼是有氧和阻力訓練，要如何安排才能得到良好的訓練適應，已經患有慢性疾病時又該如何調整，讓你有足夠的活動能力和生理儲備，可以維持身體健康和對抗老化衰弱。

　　要維持身體健康，對抗老化衰弱並沒有那麼困難，只要了解訓練的底層邏輯，就能掌握訓練的基本原則，以無招勝有招，不會拘泥於特定的訓練形式或固定的訓練課表，而能將訓練融入日常生活之中。訓練其實相當的簡單，不需要太過走火入魔去鑽研極端的訓練方式，也不要在細節裡吹毛求疵，重點是持之以恆，只要訓練強度和訓練量達到一定程度，效果自然就會慢慢浮現。

　　在這個群魔亂舞，妖言惑眾的世道，各種花招百出、稀奇古怪的訓練方法推陳出新、層出不窮。希望本書能讓各位讀者有所收穫和啟發，在訓練抗老化的典範轉移中，找到正確的方向。

Strength & Conditioning 015

大夫訓練 II：確立強壯人生的訓練指引

作　　者｜吳肇基

堡壘文化有限公司

總 編 輯｜簡欣彥	副總編輯｜簡伯儒
責任編輯｜郭純靜	文字協力｜翁蓓玉
視覺統籌｜IAT-HUÂN TIUNN	圖表繪製｜劉孟宗
行銷企劃｜游佳霓	

出　　版｜堡壘文化有限公司
發　　行｜遠足文化事業股份有限公司（讀書共和國出版集團）
地　　址｜231 新北市新店區民權路 108-2 號 9 樓
電　　話｜02-22181417
傳　　真｜02-22188057
Ｅｍａｉｌ｜service@bookrep.com.tw
郵撥帳號｜19504465 遠足文化事業股份有限公司
客服專線｜0800-221-029
網　　址｜http://www.bookrep.com.tw
法律顧問｜華洋法律事務所　蘇文生律師
印　　製｜凱林彩印有限公司
初版首刷｜2024 年 9 月
初版三刷｜2024 年 10 月
定　　價｜新臺幣 700 元
Ｉ Ｓ Ｂ Ｎ｜978-626-7506-16-5 / 978-626-7506-14-1（Pdf） / 978-626-7506-15-8（Epub）

國家圖書館出版品預行編目 (CIP) 資料

大夫訓練 . II，確立強壯人生的訓練指引 / 吳肇基著 . -- 初版 . -- 新北市：堡壘文化有限公司出版：
遠足文化事業股份有限公司發行 , 2024.09
288 面；19 × 26 公分 . -- (Strength & conditioning ; 15)
ISBN 978-626-7506-16-5(平裝)

1.CST: 預防醫學 2.CST: 健康法 3.CST: 保健常識
　　　　412.5　　　　　　　　　　113012109